KB180185

죽을 때까지
건강하게
사는 법

죽을 때까지 건강하게 사는 법

시라사와 다쿠지 글
최현주 옮김

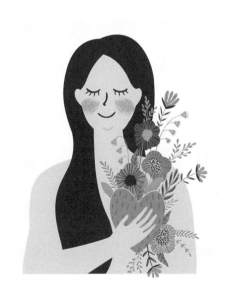

알파미디어

Contents

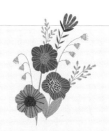

3장 • 건강수명을 늘리는 영양학

특별대담 1

4장 • 죽을 때까지 아름다운 여성들의 습관

특별대담 2

5장 • 장수의 비결

죽을 때까지
건강하게 살기 위한
7가지 법칙

'모든 사람은 100세까지 건강하게 인생을 즐겨야 한다.'

제가 안티에이징 의학을 연구하는 목표는 이 한 마디로 말할 수 있습니다. 1990년대부터 장수, 노화, 발병을 조절하는 다양한 유전자들이 밝혀지고 있습니다. 현재는 암, 알츠하이머병, 당뇨병 등의 일부는 발병 리스크를 꽤 정확히 예측할 수 있습니다. 잘못된 생활습관을 지속하여 노화 및 병의 유전자가 작동하는 메카니즘 등을 알게 된 것은 최근 연구의 큰 성과입니다. 게놈에 새겨진 수명을 심신 모두 건강한 상태로 끝까지 지킬 수 있을지 없을지는 당신의 라이프 스타일에 달려 있습니다.

본론으로 들어가기 전에 '건강 장수를 실현하는 7가지 법칙'을 소개하겠습니다. 7가지 모두 일상생활에서 실천 가능합니다. 생활습관

개선을 시작하고부터 세포 대사에 좋은 변화가 나타날 때까지 약 3주 정도 걸립니다. 이를 3개월, 3년, 30년 지속할 수 있다면 '의사가 필요 없는' 몸으로 다시 태어날 수 있습니다. 이 책을 알게 된 당신은 오늘부터 성공적인 안티에이징의 첫걸음을 내디딘 것입니다.

법칙1 | 생얼이 젊은 사람은 오래 산다

같은 유전자를 갖고 있는 일란성 쌍둥이라도 성장 환경에 의해 외모상 나이에 차이가 나타나고, 그에 따라 수명도 변화됩니다. 사람의 몸은 60조 개의 세포 집합체로, 겉보기에 생기가 부족하다면 몸 속의 대사가 원활하지 않는 것이 당연할지도 모릅니다.

매일 아침 거울에 맨얼굴을 비춰 컨디션을 확인하는 습관을 가집시다. 피부색이 칙칙해지고 주름이나 피부처짐이 또래보다 급속하게 진행된다면, 자신의 식생활이나 운동습관을 확인해볼 필요가 있습니다. 눈동자가 맑지 못하다면 스트레스가 쌓여 있다는 증거입니다. 젊음을 유지한다는 것은 질병 예방의 첫걸음입니다. 거울 앞을 떠나기 전에 방긋 자신에게 웃어주고 기분을 끌어올려 주세요. 그러면 반드시 활기찬 하루를 시작할 수 있습니다.

법칙2 | 인생을 즐기려면 '건강 수명'을 늘려야 한다

'건강 수명'이란 간호를 받거나 병으로 누워 있지 않으며 스스로 건강하게 생활할 수 있는 기간을 말합니다. 후생노동성에 의하면

2010년 일본인 여성 건강 수명은 72.62세이며, 평균 수명은 86.41세 (2012년), 무려 12년 이상 간호나 치료를 받으며 여생을 보내게 됩니다. 장수대국이라며 기뻐하고만 있을 수 없는 현실입니다.

여성이 몸져눕게 되는 원인 중 1위는 골다공증입니다. 대퇴골이 골절할 경우 오랫동안 일어나기도 힘듭니다. 고령자의 경우, 하룻동안 누워 있을 때 근력이 1.5~3%, 3주 동안에 근력이 반으로 떨어진다고 합니다. 동시에 심폐기능의 저하, 의욕쇠퇴 및 치매 발병, 악화, 욕창 등이 일어나기 쉽고, 골절이 나아도 누워 지내게 되는 경우가 많습니다.

골다공증은 식사와 운동에 신경을 쓴다면 확실하게 막을 수 있는 병입니다. 요양·간병의 주된 원인이 되는 뇌졸중, 알츠하이머, 뇌혈관성치매 등도 생활습관병이 밑바탕에 있습니다.

법칙3 │ 치료의학보다 예방의학!

몸 상태가 안 좋으면 병원에 가 치료를 받습니다. 그 기대에 부응할 수 있도록 진보한 것이 '치료의학'입니다. 외부에서 침입한 병원체에 의한 감염병 치료 등에는 대단한 성과를 냈습니다. 그러나 환자 본인 행동에 크게 영향을 미치는 생활습관병에 대해서는 충분하지 않다고 말할 수 있습니다. 예를 들면 메타볼릭증후군(대사증후군)은 내장지방형 비만에 고혈당, 고혈압, 지질이상증 중 2개 이상의 합병증으로, 동맥경화나 당뇨병, 뇌경색, 심근경색 등의 원인이 되므로, 혈압이나 콜레스테롤 수치가 기준을 넘기면 병원에서는 바로 그 것을 내리기 위한 약을 처방합니다. 반대로 정상범위에 있다면 다소 리스크가 있어도 치료 대상은 되지 않습니다. 본래는 기본적인 생활 습관을 제대로 검증하고, 개선하여 병을 예방하는 것이 의료의 역할 임에도, 의료제도의 대상인 기준치만이 우선시되어 왔습니다.

암에 있어서도 새로운 치료법이 연이어 개발되고 있지만, 일부 초기 암을 제외하고는 여전히 완치는 어렵습니다. 인구 고령화로 인해 이환율(罹患率 : 병에 걸리는 비율)이 계속적으로 늘고 있습니다. 치매 도 아직 치료법이 확립되어 있지 않고, 진행을 늦추는 노력밖에 할 수 없는 상황입니다.

병이 발견되고 나서 대책을 세우는 건 무의미합니다. 우리들 자신 이 본인의 생활을 다시 돌아보고 병의 원인을 제거하지 않으면 안 됩니다. 그 과정을 구체적으로 보여주는 것이 '예방의학'이며 안티에 이징 의료라고 이해해주십시오.

법칙4 | 영양학 지식을 가지면 세포가 젊어진다

생명 활동을 유지하기 위해서 세포는 밤낮으로 대사를 반복하고 있습니다. 그 에너지원과 새로운 세포의 재료가 되는 것은 당과 탄수화물, 단백질, 지방이며, 이 영양소들의 양과 구성비율에 의해 대 사는 크게 영향을 받습니다.

주의해야 할 것은 칼로리 과잉섭취입니다. 사람은 기아飢餓와의 싸움 속에서 진화해왔기 때문에 조금이라도 남는 칼로리가 있으면 지방으로 전환하여 소중하게 저장해둡니다. 그러나 장수유전자는 칼로리를 제한하여 식사량을 70%로 했을 때 가장 활성화되게 됩니다.

건강 메뉴 하면 야채 요리라는 이미지가 있으신지요? 확실히 야채에는 비타민, 미네랄, 식이섬유, 미량영양소인 '피토케미컬'이 풍부하며, 비만과 메타볼릭증후군 예방에 좋습니다. 다만, 야채만 드신다면 비타민 B_{12}, 아연, 철 등이 부족하기 쉽고, 단백질이 부족하면 근력과 혈관의 탄력이 저하됩니다. 지방도 세포막이나 호르몬을 만들기 위해서는 빼놓을 수 없습니다. 칼로리를 제한하고 균형 잡힌 식생활을 실천하기 위해서는 영양학의 기초지식이 필요합니다.

법칙5 | 운동을 잘하는 사람은 뇌도 쉽게 늙지 않는다

세포 대사를 지탱하는 또 하나의 기둥은 운동입니다. 사람은 식량을 얻기 위해서 끊임없이 노동을 해왔습니다. 몸을 활발히 움직이면 피의 흐름이 좋아져 산소와 영양이 전신으로 퍼지고 근육이나 뼈도 튼튼해집니다. 동시에 에너지 연소의 자극으로 'AMPK'라는 장수유전자가 작동하도록 프로그램 되어져 있습니다. 이것은 포도당 대사와 세포분화, 분열을 정상적으로 유지하기 위한 역할을 합니다. 스포츠만이 아니라 정원손질이나 계단 오르내리기 등 일상생활에서도 적극적으로 몸을 움직입시다.

운동이 뇌 신경세포를 활성화하는 '뇌 훈련' 효과도 빼놓을 수 없습니다. 운동에 의해 기억력, 사고력, 인지능력이 상승하는 것을 보여주는 임상연구가 다수 보고되고 있습니다. 손가락을 사용한 미세한 작업, 음식물 꼭꼭 씹어 먹기, 수다나 노래로 혀 움직이기 등도 뇌에 적절한 자극을 줍니다.

법칙6 | 즐기기를 지속하는 비결

바른 생활습관을 유지하기는 쉽지 않습니다. 자신도 모르게 싫증이 나는 것이 인간입니다. 매일매일 할 수 있도록 하기 위해서는 아이디어가 필요합니다. 식생활 매너리즘을 막기 위해서는 색다른 재료나 메뉴를 얻으십시오. 에스닉 요리*나 각 지방의 향토 요리 등 지역에 전해오는 음식문화를 연구하는 것도 즐거움이 됩니다. 지적 호기심, 도전정신을 많이 키워주십시오.

다양한 스포츠를 해보고 자신에게 맞는 즐거운 운동을 선택하는 것도 포인트입니다. 적성이라는 것이 있기 때문에 괴롭다고 느낀다면 무리할 필요는 없습니다. 서로 격려하고 경쟁하면서 사람들과 함께 즐기는 것도 오래 지속할 수 있는 비결입니다.

----

* 주로 향신료를 사용한 요리를 말하며 원래 고춧가루나 후추를 사용한 중남미요리였으나, 지금은 일본, 몽골, 중국, 한국을 제외한 아시아나 중동 요리도 포함하고 있습니다.

법칙7 │ 삶의 보람이 100세 문을 연다

직업상, 100세를 넘기고도 건강하게 자립해서 사시는 어르신들을 뵐 일이 많습니다만, 오래 사는 것이 목적인 분은 없습니다. 일에 대한 사명감과 향상심, 취미에 대한 열정과 탐구심 등을 갖고 있고, 그것을 이루기 위해서 건강관리에 애쓰십니다. 그 결과로써 기적의 장수가 실현될 수 있었던 겁니다. 1987년에 일본인으로서는 처음으로 생리·의학상 노벨상을 수상한 생물학자 도네가와 스스무 씨는 "사람은 목적을 향해 행동하도록 게놈에 새겨져 있다"라고 말했습니다. '삶의 보람'이야말로 장수 유전자를 작동시키는 최대의 원동력입니다.

1장

여성의
수명은
외모에서
결정된다

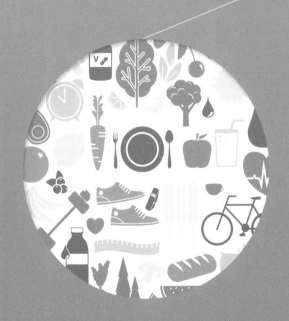

윤기와 탄력있는
아름다운 피부는
장수의 상징

세계 최장수 여성은 40대에도 20대로 보였다!

잔 루이즈 칼망 씨는 1875년에 프랑스 남부 알레라는 마을에서 태어나 1997년 122세로 인생의 막을 내렸습니다. 그녀는 몸소 장수 비결을 실현한 사람입니다. 1995년 그녀가 120세 생일을 맞이했을 때 세계에서 많은 사람들이 축하하러 알레에 달려 왔습니다. "장수 비결은 무엇입니까?"라는 질문에 "아프지 않는 것입니다"라고 명쾌하게 대답했던 칼망 씨, 그런 그녀의 생기발랄했던 인터뷰 모습이 세계로 방영되었습니다.

나는 그 방송을 볼 때마다 칼망 씨의 피부색에 윤기가 나고, 주름이 거의 없는 데 감탄합니다. 죽을 때까지 큰 병 없이 인생을 즐긴 여성입니다.

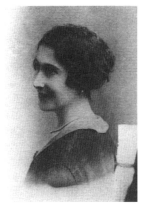
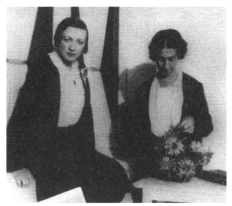

40대의 칼망 씨   40대의 칼망 씨와 20대의 이본 씨 모습

    칼망 씨는 이본이라는 딸이 한 명 있었습니다. 40대의 칼망 씨와 20대의 이본 씨 둘이 찍은 귀중한 사진이 남아 있습니다. 사진 오른쪽의 40대 칼망 씨는 아무리 보아도 20대로밖에 보이지 않습니다. 얼굴 윤곽이나 체형을 보면 그녀는 40대에도 20살 정도로 젊게 보였던 것 같습니다. 동창회에서 젊게 보이는 친구와 늙게 보이는 친구가 있어 그 차이에 놀란 경험들이 있을 겁니다. 칼망 씨는 분명히 젊게 보이는 그룹에 속한 듯합니다.

    실제로 젊게 보이는 사람은 피부 세포의 노화가 더디다고 알려져 있습니다. 또 세포 노화 프로세스는 피부와 함께 뇌나 혈관 세포에도 함께 진행되기에 젊게 보이는 사람은 뇌 인지기능이 건강하며, 혈관도 부드럽게 유지되기 때문에 동맥경화로 잘 이어지지 않습니다.

    85세에 펜싱을 시작했다든지, 100세 때 알레 마을을 자전거로 돌아다녔다는 에피소드는 칼망 씨의 몸과 마음이 나이에 상관없이 활기차 있었음을 방증하고 있습니다. 칼망 씨는 중장년기에 젊게 보이는 사람은 100세 때에도 건강하고 활기찬 그룹에 속한다는 것을 보여준 산 증인이었습니다.

외모 나이를 좌우하는 염색체 텔로미어

외모와 수명의 관계를 조사하면 더 흥미로운 발견이 있습니다. 남 덴마크 대학교 칼 크리스텐션 교수는 1995년부터 10년 동안 70세 이상 913쌍의 쌍둥이 총 1,826명의 사진을 촬영해, 41명의 의료 관계자에게 쌍둥이 중 어느 쪽이 더 젊게 보이는지, '외견상 나이'를 평가하게 했습니다. 평가 후, 이 1,826명을 2008년까지 추적 조사하니 그 사이 675명(약 37%)의 사망이 확인되었습니다. 흥미로운 사실은 처음 평가에서 늙어 보인 쪽이 먼저 사망한 경향이 뚜렷했다는 것입니다.

또 쌍둥이 사이에서 늙어 보인 쪽이 먼저 사망한 사례는, 2명의 추정 나이 차가 큰 그룹이 작은 그룹보다 많다는 것도 밝혀졌습니다. 전자는 쌍둥이 한쪽이 생활 환경의 차이에 보다 많은 영향을 받은 그룹이라고 생각해도 됩니다. 크리스텐션 교수는 "간단히 말하면 힘든 인생을 걸어온 사람일수록 수명이 짧고, 그 인생이 얼굴에 비추어진다"라고 말합니다.

현재, 유전자 중에서 수명과의 관계로 가장 주목받고 있는 것이 염색체 끝을 캡처럼 보호하고 있는 '텔로미어'라는 구조체입니다. 텔로미어는 분열 때마다 조금씩 짧아지고, 소멸하면 세포분열을 할 수 없기에 '생명 승차권'이라고도 불립니다.

염색체는 인간의 설계도인 유전자가 보관되어 있는 세포 내 기관으로, 세포핵 안에 존재하고 있습니다. 유전자 정보인 DNA와 단백질로 되어 있지만 DNA는 2개의 사슬이 꼬인 듯한 나선구조를 가지고 있습니다. 사람의 몸을 구성하는 60조 개의 세포 전부에 46개의 염색체가 있으며, 2만 3천 개 유전 정보가 담겨 있습니다.

1978년 미국 캘리포니아 대학교 엘리자베스 블랙번 교수는 염색체 말단에 특수한 반복배열이 있는 것을 발견하여, 이것이 텔로미어 본체인 것을 증명했습니다. 1985년에는 이 반복 배열을 신장시키는 효소 '텔로머라이제'를 발견했고, 2009년에는 이 발견으로 노벨 생리·의학상을 수상했습니다.

텔로미어는 사람마다 길이가 다릅니다. 동물 실험에서는 텔로미어가 긴 쪽이 오래 산다는 것이 알려져 있었습니다만, 2003년에는 유타 대학교 리처드 칼슨 교수가 사람도 긴 쪽이 오래 산다는 것을 확인했습니다. 칼슨 교수는 1982년부터 4년간 60세 이상의 건강한 사람 143명의 텔로미어를 조사해, 그 후 15년간에 걸쳐 그들의 사망률을 추적 조사했던 것입니다. 그 결과 텔로미어가 짧은 사람이 긴 사람에 비해 사망률이 3.18배 높은 것으로 밝혀졌습니다. 특히 감염병에 의한 사망률은 8.54배나 높은 것으로 미루어, 텔로미어가 짧아지면 몸의 면역력이 저하되어 높은 사망률로 이어졌다고 볼 수 있습니다. 일반적으로 남성보다도 여성 쪽이 수명이 길다고 잘 알려져 있는데, 텔로미어도 여성 쪽이 깁니다.

크리스텐센 교수는 이것을 힌트로 외모상의 나이와 유전자의 관계에 대해서도 조사했습니다. 그 결과, 역시 텔로미어가 긴 사람 쪽이 '외모상 나이'가 젊은 것으로 판명되었습니다.

아름다운 피부의 비결

텔로미어는 갓 태어난 아기가 가장 길며, 나이를 먹으면서 점점 짧아집니다. 피부 세포에서 텔로미어가 짧아지면 피부에 탄력을 가져오는 엘라스틴이나 피부의 팽팽함을 만드는 콜라겐을 분비할 수 없게 되어 주름이나 처짐의 원인이 됩니다. 즉, 갓난아이의 피부는 엘라스틴이 풍부해 탄력이 뛰어나지만, 나이 들면서 피부 탄력이 떨어지는 것입니다.

이런 연구를 통해 외모를 젊게 유지하며 오래 사는 방법을 생각해봅시다. 예를 들면 텔로미어 길이로 추측해보면 하루에 담배 한 갑을 10년간 피운 사람은 피우지 않는 사람에 비해 약 2년 정도 수명이 줄어든다고 생각할 수 있습니다. 담배를 끊거나 피우는 갯수를 줄이는 것만으로도 장수효과를 기대할 수 있습니다.

또 하루 30분 운동을 주5일 계속하여 운동 부족을 해소합시다. 금연이나 적당한 운동은 텔로미어가 짧아지는 것을 막을 뿐만 아니라, 텔로머라이제를 활성화시켜 텔로미어를 신장시키는 것으로도 연결됩니다.

식사는 평소 식사량의 70% 정도를 유지하도록 하는 것이 중요합니다. 바로 이어 소개하겠지만, 위스콘신 대학교에서 칼로리 제한을 한 붉은털원숭이는 평소대로 먹이를 먹은 붉은털원숭이보다 더 활기차고 건강하게 수명을 유지했습니다(P24~25페이지 참조).

우리도 생활 습관에 신경을 써 피부를 젊게 유지하면서 인생을 활기차게 즐깁시다.

칼로리 제한으로
장수 유전자를
깨우자

누구나 장수 유전자를 가지고 있다

장수 유전자(시르투인 유전자) 이야기를 하면 이 유전자를 갖고 있는 사람이 오래 살고, 가지고 있지 않는 사람은 단명한다는 인상을 받을지도 모르겠습니다. 자신이 이 유전자를 갖고 있는지 걱정되는 사람도 있을 겁니다. 그러나 걱정할 필요는 없습니다. 사람은 누구나 장수 유전자를 갖고 있습니다. 가령 부모가 단명했던 사람이라도 장수할 수 있는 가능성이 있습니다.

연구실에서 장수 유전자의 존재가 밝혀진 것은 1990년대로, 최초는 선충이나 초파리, 효모와 같은 생물을 사용한 실험에서 장수 유전자의 존재가 밝혀졌습니다. 실험실에서 사용한 선충은 신장이 1mm, 수명은 3주간입니다. 미국 캘리포니아 대학교 신시아 캐니

언 교수는 단 하나의 유전자 변이로 수명이 약 2배로 길어진 선충의 'daf-2'라는 장수 변이체에 주목했습니다. 이 선충을 현미경으로 관찰해보니 나이를 먹어도 움직임이 활발하고 새끼도 많이 낳는 등 전반적으로 전 생애에 걸쳐 생산적이었습니다.

한편, 미국 매사추세츠 공과대학교 레너드 구아렌테 교수는 연구에 효모균을 이용했습니다. 보통의 효모는 40회밖에 출아할 수 없는데, 어떤 효모는 55회나 출아하는 것에 주목했던 것입니다. 효모균이 출아할 때 만들어지는 물질이 균체 내에 쌓이면 균은 노화됩니다. 구아렌테 교수는 시르투인 유전의 하나인 'Sir2유전자'에 노화 원인의 물질 수를 억제하는 작용이 있다는 것을 밝혀냈습니다.

또 세포 내에 있는 유전 정보에 상처가 나면 세포 노화의 빌미가 된다는 것은 이미 알려져 있었습니다만, 유전 정보에 상처가 나는 것을 Sir2유전자가 막아내어 효모균이 오래 살게 된다는 것을 처음으로 밝혀냈습니다. 그후 연구를 통해 사람의 유전자에도 선충의 daf-2유전자나 효모인 Sir2유전자와 기능이 매우 닮은 유전자(상동 유전자)가 존재함을 밝혀냈습니다. 사람의 수명도 이 시르투인 유전자에 의해 제어될 가능성을 시사하고 있는 것입니다.

과식하면 뇌도 노화된다

장수 유전자의 작용을 자세히 언급하기 전에 칼로리와 수명의 관계에 대해 설명하겠습니다. 여러 동물에게 칼로리 섭취를 제한하면 동물의 수명이 길어진다고 알려져 있습니다. 물벼룩, 접시거미, 거피 guppy부터 쥐에 이르기까지 많은 동물 종에서 칼로리 제한 실험결과가 보고되고 있습니다. 모든 실험에서 칼로리 제한을 한 동물이 오래 산다는 것은 놀라운 일입니다. 그렇다면 사람은 어떨까요? 사람에게 칼로리 제한에 의한 수명이 어떻게 변화할지를 조사하는 실험은 할 수 없습니다만, 동물과 마찬가지 결과를 얻을 거라고 많은 전문가는 예상하고 있습니다. 그러나 사람만은 예외라고 생각하는 사람도 있습니다. 왜냐하면 사람만이 다른 동물과 달리 하루 정해진 시간에 맞추어 식사를 하는 식문화를 만들어냈기에, 식습관에 의해 사람은 이미 칼로리 제한을 하고 있다는 견해입니다.

칼로리 제한의 장수 효과

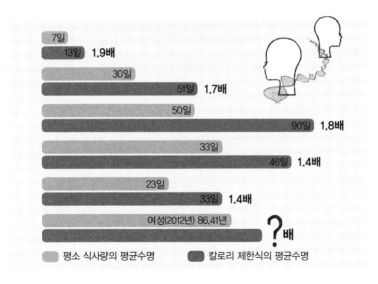

7일
13일 **1.9배**

30일
51일 **1.7배**

50일
90일 **1.8배**

33일
46일 **1.4배**

23일
33일 **1.4배**

여성(2012년) 86.41년
?배

▨ 평소 식사량의 평균수명   ▮ 칼로리 제한식의 평균수명

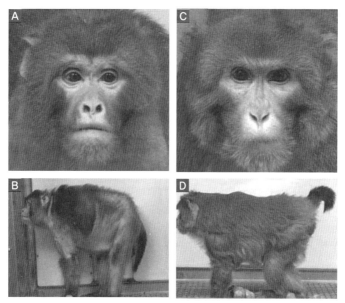

평소 식사량을 준 붉은털원숭이(A, B), 칼로리 제한을 한 붉은털원숭이(C, D)

　여기에서 참고할 만한 실험을 소개하겠습니다. 미국 위스콘신 대학교 리처드 와인드러크 교수는 1990년경부터 20년간에 걸쳐 붉은털원숭이에게 칼로리를 제한한 실험 결과를 미국 과학지 〈SCIENCE〉에 발표했습니다.

　이 실험은 붉은털원숭이의 먹이에서 탄수화물, 단백질, 지방의 양을 평소보다 70%로 줄이는 것이었습니다. 칼로리 제한을 한 붉은털원숭이는 나이를 먹어도 털에 윤기가 있고, 피부도 탄력이 있어 젊게 보였습니다. 한편 평소 분량대로 먹이를 먹었던 붉은털원숭이는 새치와 탈모가 많고, 피부 처짐과 주름도 눈에 띄었습니다. 게다가 칼로리 제한을 한 붉은털원숭이는 취재 카메라에 기민하게 반응한 데 비해, 평소대로 먹이를 먹었던 붉은털원숭이는 카메라에 무관심했고, 시선은 허공을 헤맸으며, 마치 치매인 듯한 증상을 보였습니다. 실제 MRI에서 붉은털원숭이 뇌의 단층사진을 촬영해보면, 평소대로 먹었던 붉은털원숭이는 감정 등을 제어하고 있는 뇌 전두엽의 중요한 부분이 위축되어 있다는 것이 발견됐습니다. 한편 칼로리 제한을 한 붉은털원숭이에서는 뇌 위축이 관찰되지 않았습니다.

지금까지 과식으로 메타볼릭 증후군이나 당뇨병을 발병시키는 위험성은 지적되었지만, 뇌가 위축되어지는 리스크가 거론되는 것은 처음입니다. 매우 무서운 이야기이지만, 사람에게도 똑같은 현상이 일어나고 있는지 아닌지는 앞으로의 연구에서 해명되겠지요.

젊을 때부터 적정한 칼로리를 섭취, 적정 체중을 유지하는 것이 노년기의 건강상태를 좌우하며, 인지기능 유지와 수명에 관여하는 요소로 확인되어지고 있습니다. 그리고 칼로리 제한으로 장수 가능한 이유가 유전자 수준에서도 알려지기 시작했습니다.

칼로리 제한으로 장수 유전자를 깨운다

실험동물도 사람과 비슷하게 말기암이나 당뇨병 등 노인성 질환에 의해 죽습니다. 그러나 칼로리 제한을 하면 이런 병에 걸려 죽을 확률이 감소하기에 수명이 늘어나는 것입니다. 그럼 도대체 어떠한 메카니즘으로 암이나 당뇨병 등의 사망률이 감소하게 되는 것일까요?

구아렌테 교수는 칼로리 제한을 함으로써 Sir2유전자가 활성화되는 것을 발견했습니다. 효모균 배양액에서 포도당 농도를 낮추면 효모균 안에서 NAD라는 물질의 농도가 상승합니다. 이 NAD 농도가 상승하면 체내 여러 장기나 세포에서 Sir2유전자의 스위치가 켜집니다.

예를 들면, 췌장 내 β세포의 Sir2유전자가 활성화되면 인슐린의 분비가 좋아집니다. 이것에 의해 식이요법으로 당뇨병이 개선되는 구조 하나가 알려진 것입니다. 또 Sir2유전자가 혈관 내피세포에서 활성화되면 일산화질소를 발생시킵니다. 일산화질소는 혈관을 확장시켜 동맥경화를 예방하는 효과가 있기에 칼로리 제한에 의해 심장병이나 뇌졸중을 예방할 수 있는 이유의 일부가 밝혀진 것입니다.

이러한 연구를 통해 다양한 병의 예방법이나 개선책을 생각할 수 있겠습니다.

Sir2유전자를 활성화하는 레스베라트롤

동물성 지방을 많이 섭취하면 동맥경화가 진행되고, 심장병의 위험이 높아진다는 사실은 잘 알려져 있습니다. 그러나 프랑스의 대표적인 레드와인 산지인 보르도 지방에서는, 고기의 소비량이 많았으나 이상하게도 심장병에 의한 사망률은 타 지방보다 낮았습니다. 이수수께끼는 '프렌치 패러독스'라 불리며 많은 연구자가 수수께끼 풀이에 도전했습니다. 이 불가사의를 설명하는 열쇠도 장수 유전자에 있었습니다.

Sir2유전자 발견에 공헌했던 미국 하버드 대학교 데이비드 싱클레어 교수는 칼로리 제한 이외에 Sir2유전자를 활성화할 수 있는 물질이 없는지 연구하고 있었습니다. 음식물 안에 장수 유전자를 활성화하는 성분이 숨어 있지는 않을까 생각했던 싱클레어 교수는 수천 가지 식품에서 Sir2유전자를 활성화할 수 있는 성분을 특정하는 데 성공했습니다. 그 성분이 바로 레드 와인에 포함되어 있는 '레스베라트롤'이었던 것입니다.

레스베라트롤은 포도 껍질이나 씨에 포함되어 있는 성분으로, 레드 와인에 많고 화이트 와인에는 거의 포함되어 있지 않습니다. 또 떫은 성분이기에 보르도 지방에서 많이 만들어지고 있는 까베르네 등 떫은맛이 강한 레드 와인에 많이 포함되어 있다는 것이 밝혀졌습니다. 싱클레어 교수는 보르도 지방 사람들이 고기를 많이 먹어도 레스베라트롤이 많이 포함된 레드 와인을 마심으로써 동맥경화를 예방하고 있었던 것을 규명해냈습니다.

게다가 땅콩 껍질에도 레스베라트롤이 많이 포함되어 있어, 마른 안주로 땅콩을 껍질채, 글라스로 2~3잔 레드 와인을 즐기는 사람은 심장병을 예방하고 장수를 가져오는 술을 즐긴다고 말할 수 있을 것 같습니다.

최근에는 레스베라트롤 영양보충제도 판매되어 인기를 모으고 있습니다. 그러나 저는 영양보충제 섭취는 사람에 대한 실증연구 결과를 조금 더 기다리는 편이 낫다고 생각합니다. 덴마크 로스킬레 대학교 올데 반 박사는 레스베라트롤에 관한 1,191편의 과학논문을 정독했습니다. 그 결과 모형동물을 사용했던 41편의 논문에서는 암, 심장병, 당뇨병에 대한 레스베라트롤 예방효과, 항염증작용, 신경보호작용 등이 명료하게 나타난 데 비해 사람에 관한 유효성 실증연구는 2편밖에 없었습니다. 이 리뷰 중에서 박사는 동물실험에서의 레스베라트롤의 유효성은 인정하지만, 영양보충제에 관해서는 사람에 대한 유효성, 안전성에 관한 정보가 아직 적다는 점을 지적하고 있습니다.

한편, 네덜란드 아스트리흐트 대학교에서는 사람의 메타볼릭증후군을 개선하는 데 레스베라트롤이 효과가 있다고 보여준 보고도 있습니다. 11명의 비만 남성에게 레스베라트롤 영양보충제를 30일간 투여했더니 체중 자체는 줄어들지 않았으나, 혈당, 중성지방, 혈압은 떨어지고, 지방간이나 인슐린 저항성도 개선되었다는 것입니다. 따라서 앞으로도 연구보고에 주목해볼 필요가 있습니다.

2장

여성을
괴롭히는
7가지 질병을
예방하자!

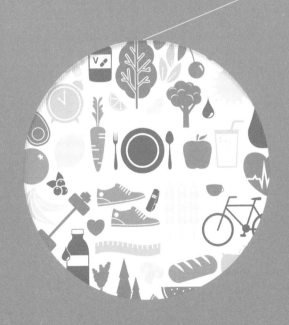

'설탕중독'에서 탈출하자

자신도 모르게 빠지는 단맛의 함정

초조하면 초콜릿, 우울한 날에는 달콤한 빵, 이런 식으로 스트레스를 자신도 모르게 단 맛으로 해소하지 않나요? 그렇다면 당신은 '설탕중독(의존증)'에 빠져 있을지도 모릅니다.

최근 설탕의 단맛에는 술이나 담배처럼 '먹고 싶다!'라는 생각이 들면 참을 수 없게 되는 '중독성=의존성'이 있다고 알려졌습니다. 이를 증명하는 연구 하나가 2008년에 미국 프린스턴 대학교 바트 호벨 교수가 발표했던 실험입니다. 농도 10% 설탕물을 실험 쥐가 원할 때마다 마실 수 있도록 해두니 나날이 섭취량이 늘어났습니다. 한 달 후 중단시키자 금단 증상이 나타났습니다. 그리고 설탕물을 대신해 알코올을 넣었더니 그것을 허겁지겁 마셨습니다. 그 실험 쥐의 뇌를 조사했더니 약물을 남용한 사람과 비슷한 변화를 볼 수 있었습니다. 즉 설탕에 대한 의존증이 일어났던 것입니다.

저는 설탕을 마일드 드러그Mild drug라 정의합니다. 코카인이나 헤로인 등 법률에서 금지된 약물은 하드 드러그Hard drug로, 한 번이라도 손을 대면 의존증에 빠집니다. 술이나 담배는 소프트 드러그Soft drug, 20세 이상이면 위법은 아니나 과음하거나 지나친 흡연이 건강에 나쁘다는 것을 알면서도 좀처럼 그만둘 수 없습니다. 진단 기준에 들어맞으면 알코올 의존증, 니코틴 의존증이라는 정신질환으로 간주됩니다.

한편 설탕을 듬뿍 사용한 단 과자나 소프트 드렁크는 의존성에 대한 자각이 없는 만큼 유혹에 지게 되어 원하는 만큼 먹게 됩니다. TV를 볼 때 과자봉지가 손에서 떨어지지 않고, 슈퍼나 편의점에서는 무의식적으로 단것에 손이 갑니다. 이런 당분과 탄수화물의 과잉 섭취는 당뇨병이나 메타볼릭증후군의 온상이 됩니다. 후생노동성 추계에 의하면 당뇨병 환자와 예비군의 합계는 2,210만 명으로, 건강 장수를 목표한다면 마일드 드러그 대책에도 신경을 제대로 쓰지 않으면 안 됩니다.

그렇다면 사람이 의존증에 빠지는 메커니즘을 알아봅시다. 사람이 기쁘다고 느낄 때는 뇌에 쾌감을 가져오는 신경전달물질 '도파민'이 분비되어 기분이 점점 더 좋아집니다. 이것은 뇌의 '보상회로'라 불립니다. 예를 들면 테스트에서 100점을 받아 칭찬을 들으면 굉장히 기쁘지요. 그때 뇌 속에서 방출되는 도파민의 쾌감은 애쓴 자신에게 '칭찬 = 보상'이 됩니다. 그래서 다음에도 이 보상을 얻기 위해 애쓰려고 생각하는 겁니다. 보상회로가 적절히 움직인다면, 도파민은 의욕을 끌어내는 활력소가 됩니다. 그러나 약물, 술, 사탕 같은 기호식품, 도박 쇼핑 등 쉽게 손에 잡히는 '기분 좋은 자극'에 익숙해 있으면, 정도의 차는 있지만, 보상회로가 폭주를 시작합니다. 뇌 속에서 도파민의 쾌감에 반응하는 '도파민 수용체'가 마비되어 작은 자극으로는 만족할 수 없게 되는 것입니다. 점점 강한 쾌감을 추구하며, 자극의 질과 양이 올라갑니다. 이렇게 욕망을 컨트롤할 수 없게 된 상태를 '의존증'이라 정의합니다.

그럼 왜 설탕이 마일드 드러그Mild drug가 되어버린 것일까요? 첫 번째 이유는 인공적으로 정제된 단맛이기 때문입니다. 사과나 바나나라면 아무리 달아도 의존하지 않습니다. 비타민이나 미네랄, 식물 섬유 등 영양소가 포함된 자연 그대로 식품을 섭취할 때는 보상회로가 간단히 폭주하지 않는 뇌 구조를 정확히 가지고 있습니다. 그러나 설탕은 사탕수수 등에서 인공적으로 당분만을 추출한 것이기에 얼마든지 달게 해서 먹을 수 있는 조미료입니다. 즉, 아주 쉽게 얻을 수 있는 쾌감으로, 여기에 위험이 숨겨져 있는 것입니다.

저는 정미된 백미도 마일드 드러그Mild drug의 하나라고 생각하고 있습니다. 영양가 면에서도 현미보다 훨씬 떨어지는데도 대다수의 사람들은 소복이 쌓인 흰 쌀밥이 맛있다고 생각합니다. 특히 카레나

볶음밥, 오므라이스를 좋아한다면 백미 의존증을 의심해봐야 합니다.

기름진 진한 육수 라면, 달고 짭짤한 양념이 듬뿍 밴 쇠고기덮밥, 염분과 화학조미료를 한 방에 담은 정크푸드, 몸에 좋지 않다는 것을 알면서도 버릇이 된 음식은 모두 마일드 드러그^{Mild drug}라 말해도 괜찮지 않을까요.

설탕중독을 고치는 시라사와식의 '케톤식食'

설마 자신이 중독이라고 생각을 해본 적도 없는 사람은 더럭 겁이 날지도 모르겠습니다. 그러나 안심하십시오. 설탕이나 백미 중독을 끊어낼 방법이 있습니다. 이름 붙여 시라사와식의 '케톤식食'을 실천하면 됩니다.

우선 체질 개선을 위해 최소 2주간, 가능하면 4주간 계속해주세요.

① 아침은 직접 만든 야채 주스
② 점심과 저녁은 야채와 고기만 또는 야채와 생선만으로, 주식(탄수화물)은 없음
③ 간식은 견과류
④ 금주

기본은 이처럼 유지하고, 계란, 유제품, 낫또, 두부로 변화를 주어도 괜찮습니다. 평소 식사처럼 양은 만족스럽게 먹어도 상관없습니

다. 즉 당분(특히 단 과자)과 탄수화물(특히 밥, 빵)을 철저히 제한하면 됩니다.

한 TV 프로그램에서 지원자 10명에게 이 식단을 실천하게 했습니다. 그러자 전원이 설탕이나 백미의 유혹에 힘들어하지 않고, 첫 주에 체중이 평균 3.5kg 감소하는 경이적인 다이어트 효과가 있었습니다.

그 비밀은 우리 인간 에너지 회로에 있습니다. 현대인의 주된 에너지원은 당분과 탄수화물이 소화, 흡수되는 과정에서 모습을 바꾼 포도당입니다. 혈액으로 흘러 들어온 포도당은 인슐린에 의해 전신 세포에 있는 미토콘드리아에 보내져, 거기에서 ATP(아데노신3인산)이라는 에너지로 변환됩니다. 이 일련의 흐름이 바로 '해당계'로 불리는 에너지 회로입니다.

그러나 지방을 에너지원으로 하는 회로가 하나 더 갖춰져 있습니다. 지방세포 속 지방이 간에 들어가 중사슬 포화지방산을 거쳐 '케톤체'로 변환, 이것이 체내의 미토콘드리아에 이르면 ATP(아데노신3인산)을 생산합니다. 이것들은 '케톤체 회로'라 불립니다.

에너지 회로의 우선순위는 첫 번째가 해당계 회로, 두 번째가 케톤체 회로입니다. 따라서 당분과 탄수화물이 많은 일반적인 식생활에서는 오로지 해당계만이 작용하고 있습니다. 그러나 단백질과 지방이 메인인 케톤식이라면 포도당이 거의 만들어지지 않습니다. 여기서 지방을 태우는 케톤체 회로를 움직이게 할 수 있습니다.

당질 섭취를 멈추고 나서 약 5시간 후, 포도당을 전부 사용하면

🌱 케톤식의 예

조식 · 야채 주스의 예
〈양배추와 경수채의 키위 주스〉 레시피

[재료](2인분)

양배추 – 50g

경수채 – 50g

키위 – 80g

두유 – 200ml

[만드는 법]

① 야채와 키위는 각각 한 입 크기로 자른다.

② 믹서에 ①과 두유를 넣고 곱게 갈릴 때까지 간다.

중 · 석식의 식단 예

[생선이 메인 요리인 예]

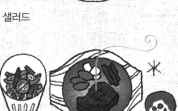

• 연어 호일구이

• 호박스프

• 누룩소금 드레싱을 사용한 브로콜리 샐러드

[고기가 메인 요리인 예]

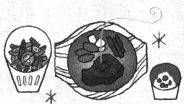

• 안심스테이크

• 토마토와 아스파라거스 샐러드

• 무즙에 버섯 곁들임

케톤체 회로가 움직이기 시작합니다. 3일 정도면 몸은 서서히 케톤체 회로로 익숙해져갑니다. 도중에 당분, 탄수화물을 입에 대면, 바로 해당계로 돌아가버리고 케톤체 회로로 부활하기까지 또 5시간 걸리기 때문에 이 때는 반드시 참아야 할 때입니다. 2~4주간에 완전히 케톤체 체질이 되면 몸이 포도당을 원하지 않기에 흰 밥을 먹고 싶다는 기분이 급속하게 줄어듭니다. 이것이 설탕, 백미 중독 탈출의 가장 확실한 지름길입니다. 동시에 케톤체 회로는 지방세포의 지방을 부지런히 소비하기에 체중도 확실히 줄어듭니다. 실로 일석이조입니다.

게다가 케톤식의 이점은 인슐린의 분비를 최소한으로 억제해주는 것입니다. 인슐린에는 신경을 초조하게 하는 작용이 있습니다. 과자 등에 사용되는 단순 당질은 장에서의 흡수가 빨라 인슐린이 강하게 반응해 분비가 과하게 많아집니다. 게다가 당이 한 번에 대사되면 이번은 저혈당이 되어 초조해지게 됩니다. 이 인슐린에 의한 스트레스도 설탕·백미의존증의 원인입니다.

2~4주간 후에 당질의존에서 해방되어도 아직 다이어트의 필요성이 있다면 목표 체중이 되기까지 케톤식을 유지합시다. 평소대로 먹고 싶어질 경우에는 아래 주의사항을 지켜주십시오.

① 조식은 직접 만든 야채 주스 – 이 습관은 그대로 유지
② 단 음식은 철저히 배제한다 – 거의 원하지 않겠지만 먹는다면 가능

한 주 1회 정도

③ 주식(탄수화물)은 정제되지 않은 것으로 - 현미, 잡곡밥, 통밀빵 등 흡수가 더딘 탄수화물로 대체하고 양도 원래의 반으로, 카레나 덮밥은 월 1~2회로 제한한다.

④ 조미료에 신경쓰기 - 설탕은 굵은 설탕, 맛술, 소금은 누룩소금으로 대체하고, 간은 싱겁게 하도록 주의한다. 또 시판되는 드레싱이나 양념은 당분이 많기 때문에 사용하지 말고 직접 만든다.

그 밖에 ⑤ 야채를 많이 섭취한다.

⑥ 신선하며 가공되지 않은 양질의 단백질을 충분히 섭취한다.

⑦ 발효식품을 적극적으로 섭취한다.

위 내용 등을 명심해 주십시오. 다이어트는 4장에서도 다루겠습니다.

우리 선조인 호모사피엔스가 탄생한 것은 약 10만 년 전, 그러고 나서 농경에 의해 당질을 안정적으로 보급할 수 있게 된 약 1만 년 전까지는 수렵으로 식량을 얻었습니다. 그 사이 인간은 해당계와 케톤체 2가지 에너지 회로에 의해 생명을 지탱했던 것입니다.

지방에는 1g에 9kcal 에너지가 있어, 포도당 1g에 4kcal와 비교하면 매우 효율이 높고 장시간 걸쳐 포획물을 쫓는 수렵 생활에 적합합니다. 2종류의 에너지 회로를 사용할 수 있다는 것은 수렵에 적합한 체질이 된다는 것입니다. 저도 실천하고 있지만 뇌의 반응이 재빠르고 몸의 움직임이 가벼워졌다는 실감이 듭니다.

설탕의존증은 바로 포식 시대가 낳은 현대병입니다. 우리 선조를 따라 케톤식으로 건강한 삶을 회복합시다.

당뇨병은 병이 되기 전에 막아야 한다

– 당뇨병에 관한 기초지식

당과 탄수화물의 과다 섭취가 부른 당뇨병

만약 설탕의존증을 벗어나지 못한 채로 10년, 20년이 지나버린다면? 게다가 체중도 20대 때보다 10kg 이상 늘어나 있다면? 당신에게 당뇨병 발병 위험이 바로 눈앞에 있는지도 모르겠습니다.

당뇨병은 당 대사 호르몬·인슐린 작용에 문제가 생기거나(인슐린 저항성), 부족하거나 하는 만성질환입니다. 포도당을 에너지로 충분히 변환할 수 없기에, 기름 부족으로 차를 운전하는 것과 같아 혈관 상태가 급속히 나빠집니다.

초기 증상은 쉽게 피로해지고, 기억력이나 사고력이 떨어집니다. 피부 상태가 나빠져 건조하거나 피부 갈라짐, 티눈, 버짐 등의 피부 질환 등이 나타납니다. 실제 나이보다 빨리 노화가 진행되며 제대로 치료를 받지 않으면 피부감각 마비, 다리 괴사, 망막증이나 실명, 투석이 필요한 신장 이상 등 중대한 당뇨 합병증을 일으키게 됩니다. 동맥경화도 악화되고 심장질환이나 뇌졸중의 위험도 높아집니다. 실제 당뇨병 환자의 평균수명은 일본인 전체 평균수명과 비교하면 남성은 9.6년 여성은 13년이나 짧습니다.

당뇨병 진단 기준에 처음 사용되는 것은 혈당치, 즉 사용되어지지 않은 채 혈액 속에 넘쳐나는 포도당의 양입니다. 공복 혈당치가 110mg/dL 미만은 정상이며, 110~126mg/dL미만은 경계치, 그리고 126mg/dL 이상이면 당뇨병입니다. 건강검진에서 측정한 적이 있는 분도 많으실 겁니다.

그렇다면 혈당치가 낮으면 안심할 수 있을까요? 대답은 NO!입니다. 실제로는 탄수화물이나 당을 지나치게 섭취하는데도 인슐린을 대량으로 방출해 억지로 혈당치를 억제하는 당뇨 예비군이 대량 숨겨져 있습니다. 인슐린은 췌장 β세포에서 분비되지만, 이처럼 쓸데없이 지속적으로 사용되면 점차 기능이 저하되어 필요량이 더욱 늘어나는 악순환으로 이어져 결국 당뇨병이 본격화되고, 말기에는 췌장을 못 쓰게 되어 인슐린 분비가 중단되고 맙니다.

따라서 중요한 것은 혈당치보다 인슐린의 혈중농도로, 공복시 기준치는 2~10μU/ml이지만, 수치가 높은 사람은 당뇨 예비군입니다. 걱정되는 사람은 당뇨병 검사를 받아야 합니다.

100세를 넘기고도 일, 취미에 몰두하며 건강한 분들을 나는 '백

지방세포 비교

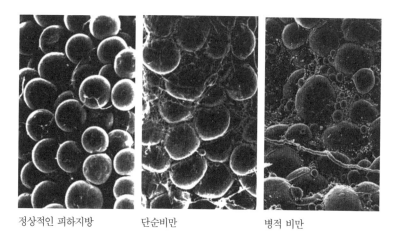

정상적인 피하지방   단순비만   병적 비만

수자白壽者'라고 부르고 있습니다. 지금도 세로가 국제병원 이사장이 며 명예원장으로 활약하는 히노하라 시케아키 씨, 지금은 고인이 된 전 프로 스키선수 미우라 케이조 씨, 일본 무용가 다카하시 히카리 씨, 이분들의 다양한 신체 데이터를 조사한 적이 있습니다. 세 분 모 두 인슐린의 혈중농도는 매우 낮고 기능도 양호했습니다. 피부에 윤 기가 나고 젊어 보이는 외모도 기억에 남습니다.

인슐린 혈중농도가 높은 사람은 비만에 주의해야 한다!

인슐린이 과잉 분비되면 비만이 빠른 속도로 가속화됩니다. 이는 인슐린이 남는 포도당을 지방으로 변환하여 지방세포에 모아두는 작용이 있기 때문입니다. 비만지수인 BMI가 높은 사람은 대체로 인슐린 혈중농도도 높은 편입니다.

그렇다면 여기에서 옆의 충격적인 사진을 보십시다. 왼쪽부터 정상인, 단순 비만인, 병적 비만인의 지방세포를 전자현미경으로 촬영한 것입니다. 단순비만에서는 세포 지름이 보통의 약 2배로 둥글둥글하게 커져 있습니다. 여기에 병적 비만이 되면 세포가 분열해 수가 늘어나고 크기도 제각각입니다. 작은 알갱이는 대식세포라 하는 백혈구의 일종으로, 세균이나 바이러스 등 이물질을 게걸스럽게 먹어 염증성 물질(사이토카인)을 방출하는 면역세포입니다. 요컨대 지방세포가 염증을 일으킨 상태입니다. 극단적 비만이란 감기로 목이 퉁퉁 부어오르는 것 같은 병적인 상태와 같습니다.

단순비만으로 커진 세포는 다이어트에 성공하면 원래 크기로 돌아옵니다. 그러나 병적인 비만세포는 크기가 일정하지 않은 채 피부에 울퉁불퉁하게 남아버립니다. 이것이 딱딱해진 지방 덩어리 '셀룰라이트'의 정체입니다.

단순 비만에서든 병적인 비만에서든 내장지방이 쌓여 남성은 허리둘레가 85cm 이상, 여성은 90cm 이상 되면 메타볼릭증후군(대사증후군)을 의심하게 됩니다. 고혈당, 고혈압, 지질이상증 중에 둘 이상이 되면 완전히 적신호이며 당뇨병 리스크는 급증합니다. 당뇨병은 약 복용으로 췌장 기능이 회복되는 단순한 병이 아닙니다. 한 번 발병하면 합병증을 막기 위한 운동요법이나 엄격한 식사 제한을 계속해야 하며, 혈당치나 혈관의 마이너스 지표인 헤모글로빈 A1c를 컨트롤할 필요가 있습니다. 병이 심해지면 인슐린을 보충하는 자기 주사도 빠뜨릴 수 없습니다. 살이 찐 사람 모두에게 당뇨병이 발병한다고는 할 수 없지만, 역시 먼저 예방하면 발병하지 않으므로 체중 증가가 눈에 띄는 시점이라면 위기의식을 갖고 생활습관을 개선해야 합니다.

당노병
예방과 개선에는
잡곡과 곤약을!

백미식이 부른 과거의 국민병, 각기병

50세 이상 독자 중에는 과거, 건강검진에서 각기병 검사를 경험하신 분이 계실지도 모르겠습니다. 의사가 의자에 앉아 있는 환자의 무릎 아래를 작은 해머로 가볍게 두들겨, 다리가 들리는지 아닌지를 조사하는 것으로, 이 건반사가 일어나지 않으면 거의 각기병으로 의심했습니다.

각기병이란 비타민 B_1 결핍에 의해 걸리는 병으로, 강한 권태감이나 손발 붓기, 저림 같은 증상이 나타나며, 진행되면 신경마비에서 심부전까지 일으킵니다. 예전에는 결핵과 견줄 정도의 두려운 국민병이었습니다.

각기병이 문헌상에서 나타나게 된 것은 에도시대(1603~1867)에 들어서부터입니다.

각기병은 정미 기술이 발전하여 백미를 먹는 식습관이 확산된 것이 그 원인입니다. 우선 상류층에서 시작해, 부유한 무사나 백성으로 확산되었습니다. 그러나 현미나 보리, 좁쌀, 피, 메밀 등 잡곡을 주식으로 한 가난한 농촌에서는 보기 드물었습니다. 곡물의 배아나 껍질은 비타민 B_1의 보고로, 자연스럽게 섭취할 수 있었던 것입니다.

단, 각기병을 오랫동안 전염병이라 생각하고 있었기에 1910년 스즈키 우메타로 박사가 각기 예방에 효과적이라고 여긴 현미, 쌀겨, 보리 성분 '오리자닌'(후에 비타민B_1으로 판명됨)을 발견했지만, 당시에는 이단 취급을 받았습니다. 예방이나 치료법이 확립된 것은 쇼와시대(1926~1989)에 들어서부터입니다. 그리고 마침내 각기병에서 해방된 것은 식생활이 풍부해지면서 반찬에서 여러 비타민을 섭취할 수 있게 되고, 또 흡수가 쉬운 비타민 B_1 영양 보충제를 쉽게 얻을 수 있게 된 50년대 후반부터의 일입니다.

현미의 힘 – 메타볼릭증후군을 개선

각기병뿐만 아니라 당뇨병 대책으로도, 예로부터 우리의 건강을 지탱해준 현미, 잡곡의 힘을 다시 생각해봅시다. 예를 들면 현미는 벼의 종자에서 왕겨만을 벗겨낸 것으로, 배아와 배유를 외피와 쌀겨가 쌓고 있습니다. 이것을 하룻밤 물에 담가 두고 흙에 묻으면 약 80%의 확률로 현미가 발아합니다. 반면 알몸으로 정미되어 배유만으로 이루어진 백미는 발아율 제로입니다.

발아라는 생명 활동에는 ATP(아데노신3인산)이라는 에너지가 필요합니다. 그 에너지원은 배유의 대부분을 차지하는 탄수화물, 거기에 외피나 겨, 배아에 풍부한 비타민B_1, B_2, B_6, 나이아신, 비타민E_1, 칼륨, 마그네슘, 인, 아연 등의 비타민과 미네랄이 작용하여 화학반응이 일어나 ATP에서 에너지가 발생되는 것입니다. 사실은 이것과 똑같은 생명 활동이 사람의 세포 속에서도 이루어지고 있습니다. 심장, 호흡기, 소화기 등을 움직이고, 뇌로 생각하고, 피부를 재생하는 등 모든 활동에는 에너지가 필요합니다.

그 때문에 위장의 소화액으로 탄수화물을 포도당으로 변환시킵니다. 그것을 에너지원으로 세포 내 미토콘드리아가 비타민이나 미네랄의 힘을 빌려 ATP를 생산, 이것을 'TCA회로'라고 부릅니다.

현미에는 탄수화물과 비타민, 미네랄이 생명 활동을 가능하도록 최적의 비율로 이루어져 있습니다. 그러나 정미하여 비타민, 미네랄을 깎아내 거의 탄수화물이 된 백미를 계속 먹다 보면 비타민 공급이 제때 이루어지지 않아 TCA회로가 멈춥니다. 포도당은 남는데, ATP는 부족해 건강에 문제가 생기는 것입니다.

덧붙여 백미보다 더 나쁜 것은 컵라면이나 알코올 종류입니다. 삼시세끼를 컵라면 혹은 안주 없이 매일 밤 술을 마시는 나쁜 식생활로 인해 각기병을 앓고 심장이 비대해진 환자를 여럿 진찰한 적이 있습니다.

당질이나 탄수화물을 지나치게 섭취하는 것이 메타볼릭 증후군과 당뇨병의 온상이 된다는 것은 이미 말씀드렸습니다만, 백미식에 의한 탄수화물의 과잉섭취도 그 원인의 하나입니다. 케톤식과 함께 이것을 개선하는 결정타가 되는 것이 현미식입니다. 수년 전 인슐린 자기주사가 필요한 중증의 당뇨병 환자를 치료한 적이 있습니다. 당시 그 환자에게 2년간 현미식을 계속하게 했더니 각각 인슐린 분비량이 낮아지고, 체중도 13kg 이상 줄고 증상이 매우 호전되었습니다. 그 이후 나는 현미식으로 대체하는 것이 메타볼릭증후군 및 당뇨병 치료의 가장 최선의 선택이라고 판단하고 있습니다.

먹기 쉬운 잡곡밥은 메타볼릭증후군 해소에 큰 효과

'설탕중독' 부분에서도 쓰여졌듯이, 백미중독은 뿌리가 깊어 현미식으로 바꾸려고 해도 입에 맞지 않아 좌절하는 사람이 적지 않습니다. 그래서 제안하는 것이 비타민, 미네랄이 풍부한 잡곡밥입니다.

BMI(신체질량지수)가 30 이상인 남성 4명, 여성 4명에게 협조를 구해, 주식을 백미 180g에 잡곡 25g 비율의 밥으로 대체한 경우, 식사량이나 반찬 내용도 평소대로인데 10주 동안 체중이 평균 3.5kg, BMI는 1.3이나 내려갔습니다. 그 중에서도 30세 남성은 체중 106kg ->98.4kg, 내장 지방 면적도 216 ->167cm² 으로 큰 폭으로 감소했고, 지방간으로 진단되었던 간 기능 수치도 정상으로 돌아왔습니다(도표참조).

잡곡식의 효과

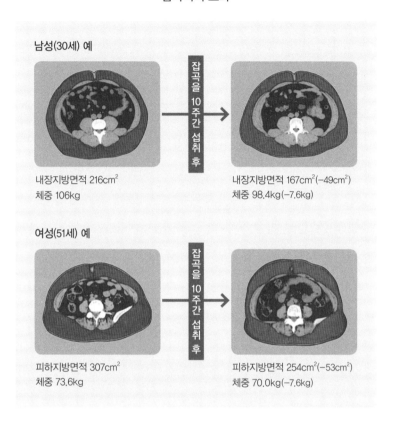

남성(30세) 예

잡곡을 10주간 섭취 후

내장지방면적 216cm²
체중 106kg

내장지방면적 167cm²(−49cm²)
체중 98.4kg(−7.6kg)

여성(51세) 예

잡곡을 10주간 섭취 후

피하지방면적 307cm²
체중 73.6kg

피하지방면적 254cm²(−53cm²)
체중 70.0kg(−7.6kg)

잡곡은 가능한 종류가 다양하고, 색이 짙은 곡물이나 콩류가 섞인 것을 선택합시다. 이런 잡곡류에는 항산화작용이 있는 피토케미컬phytochemical이 듬뿍 포함되어 있습니다. 분량도 처음에는 백미 360g에 잡곡 25g 정도로 하면 쌀의 찰진 느낌이 남아 맛있게 먹을 수 있습니다.

주요 잡곡의 특징과 효능

수수 : 감칠맛과 단맛이 있다. 비타민B$_1$, B$_6$, 피부 점막의 대사를 촉진하는 나이아신, 체내효소의 원료가 되는 아연 등이 포함되어 있다.

조 : 거부감이 적어 먹기 편하다. 비타민B군이 풍부해서 피로회복 효과가 있다. 철, 마그네슘, 칼슘 등의 미네랄이 균형 있게 포함되어 있다.

피 : 양질의 식물성단백질이 좋은 콜레스테롤을 늘려 동맥경화 대책에 좋으며, 비타민B$_6$ 외에 각종 미네랄도 있어 빈혈이나 거친 피부를 개선한다.

흑미 : 고대부터 있는 야생종 쌀. 생명력이 강하다. 피토케미컬의 안토시아닌이 풍부해 체내 활성산소를 제거하는 작용이 있으며, 암과 노화예방을 기대할 수 있다.

비름 : 백미에 비해 칼슘이 약 23배 있으며, 비타민B$_6$, 파토텐산, 철, 인, 칼륨 등도 듬뿍 들어 있어 영양가 높은 곡물로 주목받고 있다.

율무 : 이뇨, 항종양, 해독, 미백작용이 있다. 아미노산이 풍부하다.

현미도 잡곡도 씹을수록 풍미가 깊어집니다. 곡물의 생명을 전부 받아들이는 마음으로 식사를 하고, 많이 씹을수록 뇌의 혈류나 타액 분비도 높아집니다.

칼로리가 제로인 곤약

식이요법으로 식사량의 70~80%가 좀처럼 지켜지지 않는 환자에게 저는 곤약을 권하고 있습니다. 칼로리와 지질도 거의 제로며, 반찬이든 밥에 넣든 양을 늘릴 수 있어 포만감이 높아지고 다이어트에 아주 좋은 음식입니다.

무엇보다도 주성분인 '글루코만난'이라는 수용성 식물섬유를 빼놓을 수 없습니다. 현미나 잡곡도 식물섬유가 풍부하지만, 글루코만난은 맨 먼저 소장에 머무르며 탄수화물이나 당의 흡수를 억제합니다. 혈당치 상승을 늦추는 작용이 있기 때문에 인슐린의 필요량이 줄고, 비만이나 메타볼릭증후군, 당뇨병 예방, 개선으로 연결됩니다.

또한 글루코만난은 소화액인 담즙산과 결합하는 것으로 알려져 있습니다. 담즙산의 원료는 간에 축적되어진 콜레스테롤이며, 결합으로 부족한 양을 채우기 위해 담즙산 생산에 콜레스테롤이 자꾸 소비되기 때문에 메타볼릭증후군 대책에 꼭 맞아떨어집니다.

탱탱한 직사각형의 곤약 외에 최근 젤 상태의 곤약도 등장했습니다. 우리 연구실의 한 여성 직원은 아이스크림, 수제 초콜릿, 머핀, 수프, 카레 등에 섞어 매일 건강관리에 활용하고 있습니다. 계란 노른자 대신에 곤약을 배합한 저칼로리 마요네즈도 시판되고 있다고 합니다.

식이요법을 지속하기 위해서는 무엇보다 맛있게 먹는 것이 중요합니다. 다음 요리 레시피를 꼭 활용해 보세요.

❋ A. 연어 된장국

[만드는 법]

① 연어는 한 입 크기로 자르고, 소쿠리에 담아 뜨거운 물을 끼얹는다.

② 무, 당근은 한 입 크기로, 우엉, 파는 다진다. 곤약은 한 입 크기로 잘게 찢고, 표고버섯은 4등분으로 잘라 각각 살짝 데친다.

③ 유부는 가로로 반을 자른 다음, 1cm 폭으로 잘라 뜨거운 물을 끼얹어 기름기를 뺀다.

④ 냄비에 물, 다시마를 넣어 불에 올려 물이 끓으면 ①, ②, 잡곡믹스를 넣어 부드러워질 때까지 익힌다.

⑤ 술지게미를 풀어 넣고 된장을 2번 나누어 넣고, 마지막으로 유부를 넣어 한 번 더 끓여서 그릇에 담는다.

[재료](2인분)

잡곡믹스 – 40g

연어(싱겁게 소금 간함) – 1조각

무 – 100g

당근 – 50g

우엉 – 100g

파 – 1/2개

곤약 – 1/2개

생표고버섯 – 2장

유부 – 1/2장

물 – 2와 1/2컵

다시마 – 5cm 네모 1장

술지게미 – 100g

된장 – 40g

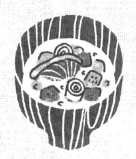

🌿 B. 곤약 산적

[만드는 법]

① 곤약은 길이 6cm, 폭 3cm로 잘라 꼬치에 끼어 데치고 물기를 뺀다.

② 참깨를 빼고 일본식 된장을 작은 냄비에 담아 설탕을 풀고 전체적으로 윤이 날 때까지 약한 불에서 저어준다. 마지막으로 참깨를 넣어준다.

③ 곤약에 이 일본식 된장을 발라준다.

[재료](2인분)

곤약 – 1장(250g)

〈일본식 된장〉

(적갈색)된장 – 100g

흑설탕 – 70g

술 – 큰 숟가락 2스푼

미림(맛술) – 큰 숟가락 1스푼

참깨 – 작은 숟가락 1스푼

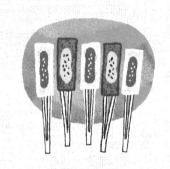

🌿 C. 완두콩잡곡밥

[만드는 법]

① 쌀은 씻어 15분간 물에 담가두고 소쿠리에 건져 15분 동안 물기를 뺀다.

② 밥솥에 ①과 물, 저염간장, 술을 넣어 짓고, 지은 밥 위에 완두콩을 넣어 뜸을 들인다.

[재료](2~3인분)

잡곡믹스 – 60g,

백미 – 270g, 물 – 1과 1/2컵

저염간장 – 큰 숟가락 2스푼

술 – 큰 숟가락 2스푼

완두콩(싱겁게 익힘) – 30g

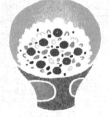

A.C 레시피협회 노자키 히로미츠

'암'을 이긴다
암에 대한 기초지식

암이 발병하는 메커니즘

1981년 이후 일본인의 사망원인 1위를 독주하는 암은 우선 발병의 메커니즘을 이해하는 것이 중요합니다.

우리 몸은 약 60조 개의 세포로 이루어져 있지만, 신진대사에 의해 매일 수천억 개가 바뀌고 있습니다. 그런데 세포가 분열할 때 설계도인 유전자에 상처가 나 그 상태로 똑같이 분열되면 세포가 돌연변이를 해 암세포 싹이 생기게 되는 것입니다. 그 수는 하루에 수천 개에 이릅니다.

유전자를 손상시키는 주된 원인으로 알려져 있는 것은 ① 선천적으로 갖고 있는 유전적 요인, ② 활성산소, ③ 일부 세균이나 바이러스, ④ 방사선, ⑤ 자외선, ⑥ 담배연기, ⑦ 식품에 포함되어 있는 발암물질(잔류농약이나 식품첨가물 등), ⑧ 환경을 오염시키는 발암물질(배기가스나 중금속, 다이옥신, 석면 등) 등등으로, 실로 다양합니다.

암세포 싹 중, 발생원인이 유전적 요인인 확률은 무려 60%로 부모 형제가 암을 경험했다면 같은 암에 걸릴 가능성이 높아집니다. 최근의 연구에서 부모가 젊었을 때 걸렸던 암뿐만 아니라 고령기에 발병하는 암도 자식에게 있어 리스크가 된다고 알려져 있습니다.

한편, 활성산소란 생명 활동의 과정에서 산소를 이용해 에너지를 생산해낼 때 반드시 발생하는 연소가스와 같은 것입니다. 보통의 물질은 원자핵 주변을 전자가 2개씩 짝이 되어 돌고 있습니다. 그러나 활성산소에는 1개만으로 된 전자(홀전자)가 넘치게 존재하여 대단히 불안정한 상태라 세포의 단백질이나 지방이 갖고 있는 전자를 빼앗아 억지로 결합합니다. 이것이 '산화'로, 철이 산소에 녹슬 듯이 세포막이나 유전자가 손상되게 됩니다.

세균이나 유전자가 관련된 것으로 알려져 있는 암은 인유두종 바이러스(HPV)와 자궁경부암, 헬리코박터 파일로리균과 위암, B형 및 C형간염 바이러스와 간암 등이 있습니다. 방사선이나 자외선은 강력한 에너지로 세포에 직접적인 피해를 입히고, 세포 내의 수분과 반응해 활성산소를 유발합니다. 그 이외에 암 발생을 촉진시키는 요인은 주변에 무수히 많이 있습니다.

암세포를 구제하는 면역 구조

암세포 싹이 모두 암으로 커진다면 목숨이 몇 개라도 부족할 겁니다. 그렇게 되지 않는 것은 보통은 몸에 갖추어진 면역기능이 닥치는 대로 퇴치하기 때문입니다. 면역구조는 조금 복잡해서 더 자세히 설명하겠습니다.

면역세포란 백혈구 안의 림프구 등, 면역기능을 관장하는 세포를 말합니다. 혈관과 림프관 속을 이동하며 체내에 침입하는 세균이나 바이러스 등의 병원체=이물질을 퇴치하려고 순찰을 돌고 있습니다. 림프관은 혈관처럼, 체내를 돌고 있는 림프액이 흐르는 기관입니다. 표면에 뚫린 미세한 구멍으로 백혈구는 자유롭게 드나들 수 있으며, 요소요소에 백혈구가 모이는 림프절이라는 기지도 갖추고 있습니다.

백혈구에는 다양한 종류가 있습니다. 우선 형질로 나눈다면 과립구(호중구 등), 단핵구(대식세포, 수상세포 등), 림프구(자연살상세포, B세포, 헬퍼T세포, 세포융해T세포 등)가 있습니다. 작용방식으로 나누면 ① 자연면역계(이물질을 무차별적으로 공격하는 타입으로 대식세포, 수상세포, 호중구, 자연살상세포 등) ② 획득면역계(자연면역을 빠져 나간 이물질을 개별로 인식한다. 그 특정 이물질=항원 정보를 공유해 조직적, 전문적으로 공격하는 능력을 획득하는 타입으로 후천성면역이라고도 불리는 것으로, B세포, 헬퍼T세포, 세포융해T세포 등)가 됩니다.

그럼 인플루엔자 바이러스가 침입한 경우를 예로, 백혈구가 싸우는 모습을 봅시다. 우선 대식세포를 필두로, 수상세포, 호중구 등 자

백혈구 공격의 구조

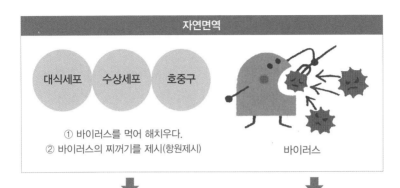

자연면역

| 대식세포 | 수상세포 | 호중구 |

① 바이러스를 먹어 해치우다.
② 바이러스의 찌꺼기를 제시(항원제시)

바이러스

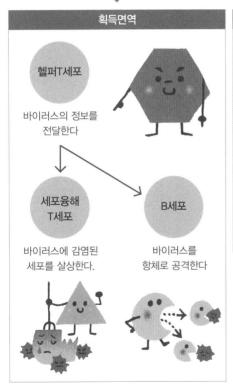

획득면역

헬퍼T세포

바이러스의 정보를
전달한다

세포용해
T세포

바이러스에 감염된
세포를 살상한다.

B세포

바이러스를
항체로 공격한다

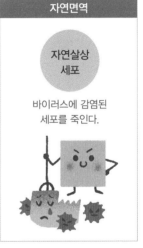

자연면역

자연살상
세포

바이러스에 감염된
세포를 죽인다.

이물질(항원)이 체내에 침입하면,
처음에는 대식세포 등의 자연면역
이 먹어 퇴치한다.

동시에 항원의 찌꺼기를 획득면역
의 사령관 헬퍼T세포에 제시한다.

헬퍼T세포는 세포융해T세포와 B
세포에 항원의 공격을 재촉한다.

연면역계가 출동합니다. 바이러스를 감싸듯이 먹어 처리합니다. 그래서 이 백혈구들은 '탐식세포'로도 부르고 있습니다. 그러나 세포에 바이러스가 감염되어 안으로 숨어 들어가버리면 탐식세포는 손을 댈 수 없습니다. 방치하면 바이러스는 세포의 유전자를 점령해, 계속 증식해버립니다. 그래서 대식세포는 자연살상세포에 바이러스의 남은 찌꺼기를 제시해 "이것으로 감염된 세포를 죽여"라고 지시합니다. 자연살상세포가 감염세포를 죽이는 작용을 합니다.

한편으로 탐식세포는 획득면역의 사령관 헬퍼T세포에게도 바이러스의 찌꺼기를 제시합니다. 이번에는 헬퍼T세포가 세포융해T세포에게 "감염된 세포를 죽여"라고 명령을 내립니다. 동시에 헬퍼T세포는 인플루엔자 바이러스에 반응을 보였던 B세포와 연계합니다. 이 B세포에 인플루엔자 바이러스(항원) 전용의 무기=항체를 만들게 합니다. B세포는 증식하여 무기를 대량으로 방출해서 바이러스 퇴치를 시작합니다.

이것이 '항원항체반응'이라 불리는 것입니다. 헬퍼T세포와 B세포는 매우 기억력이 좋아, 후에 같은 형태의 인플루엔자 바이러스가 몸에 들어왔을 때에는 바로 반응해 차단해버려 두 번 다시 발병하지 않습니다. 이것이 흔히 말하는 "면역이 생겼다"라는 것입니다. 각종 예방 백신은 이 반응을 이용하여 만들어진 것입니다.

대식세포는 면역기능을 기동시키는 중요 핵심이 되어 암세포를 찾아 나서고, 자연살상세포에 살상을 재촉하는 작용도 가지고 있습니다. 인체가 이토록 정교한 시스템을 갖추고 있다니, 놀랍지 않습니까?

암을 예방하는 3가지 기본 규칙

면역력을 높이기 위해서라도 중요한 것이 몸의 대사를 높일 수 있는 건강한 생활습관입니다. 미국에서는 '식생활 개선', '건강한 체중 유지', '운동'이 암 예방의 세 기둥으로 여겨지고 있습니다.

식생활에서 공통된 점은 야채를 충분히 섭취하는 것입니다. 특히 여성이 걸리기 쉬운 부위별 암 대책에 대해서는 이후에 자세히 다루겠습니다.

금연, 절주(금주)도 중요합니다. 술은 '백약百薬의 으뜸'이라 하여 심장병 예방에 어느 정도 효과는 인정되고 있지만, 많이 마시는 사람일수록 인두암, 식도암, 간암, 유방암 등이 증가하는 데이터가 있습니다. 여성은 와인글라스 한 잔으로도 유방암 리스크가 상승하기에, 고위험군 분들은 특히 조심합시다.

비만도 큰 적입니다. 통계에 의하면 BMI(신체질량지수)가 높은 사람일수록 유방암, 대장암, 식도암, 신장암에 걸릴 확률이 증가하고. 극단적인 비만이 되면 자궁경부암, 난소암, 췌장암, 담낭암 등도 높아집니다. 비만이 암을 유발하는 구조는 아직 알려져 있지 않습니다만, 남은 지방이 활성산소에 의해 유해한 과산화지질이 되고, 조직이나 혈액 중에 축적되면 전신 대사에 악영향을 미치기에 그것도 하나의 이유가 되겠지요.

운동의 유용성에 대해서는 많은 임상 데이터가 갖추어져 있고, 미국에서는 암 치료를 마친 환자에게 재발방지를 목적으로 하는 스포츠 메뉴가 처방되어질 정도입니다. 일상생활에서도 정원 가꾸기, 아이들과 놀기, 계단 사용하기 등 충분히 몸을 움직여주십시오.

하나 더, '잘 웃는 사람은 암에 쉽게 걸리지 않는다'라는 설도 있습니다. 이것은 웃기, 울기, 노래 등으로 심신이 고양되면 자연살상세포가 2배 이상으로 증가되는 것이 근거입니다. 웃으면 암 리스크가 준다는 명확한 근거는 없습니다만, 그 가능성은 높을 것 같습니다.

식생활의 서구화가 가져 온 새로운 위험

일본의 여성 암 사망률 1위는 대장암입니다. 1955년에는 인구 10만 명에 4.8명이었던 것이, 2010년에는 31.4명으로 반세기에 약 6.5배로 급증했습니다. 발병연령은 60대가 1위이며, 70대, 50대 순입니다. 40대도 방심은 금물입니다.

대장암이 증가한 최대 원인은 식생활의 급속한 서구화입니다. 특히 동물성지방(생선은 제외)을 중심으로 한 고지방 식생활에 있다고 합니다. 곡류나 야채, 과일의 섭취량 저하도 걱정되는 점입니다.

대장은 소화기관의 닻에 해당하는 부위로, 길이는 성인이라면 1.5~2m입니다. 다음 페이지 그림처럼 맹장, 결장, 직장으로 구성되어 있습니다. 암에 걸리기 쉬운 곳은 직장과 S상결장입니다만, 최근에

주요 부위별 암사망율 추이(여성)

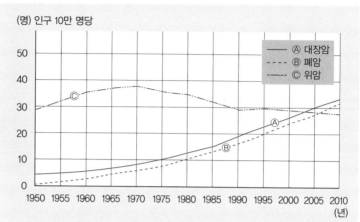

2003년 대장암(결장암과 직장암의 합계)이 위암을 누르고 1위. 여성의 경우 결장암이 70% 이상을 점유한다.

대장의 구분

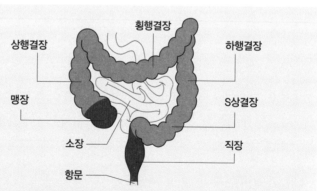

대장은 소장의 출구에서 항문에 이르기까지의 소화기관으로, 맹장, 결장, 직장으로 이루어져 있다. 대장의 시작에서 직장에 이르기까지를 결장, 대장의 마지막 12~13cm 을 직장이라고 부른다. 결장, 직장은 세세하게 구분된다.

대장암의 진행 단계

0기	암이 점막 내에 머무르고, 점막하층에는 미치지 않는다.
1기	암이 점막하층 또는 고유근층에 머물러 있다. 림프절로 전이가 없다.
2기	암이 대장의 고유근층을 넘어, 침윤하고 있다. 림프절로 전이가 없다.
3기	암의 깊이와 상관없이 림프절로 전이되어 있다.
4기	암이 간이나 폐 등의 다른 기관으로 전이되거나 복막에 퍼져 있다.

대장암의 구분

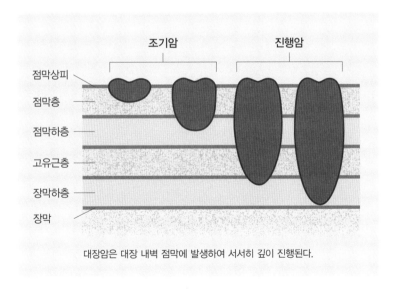

대장암은 대장 내벽 점막에 발생하여 서서히 깊이 진행된다.

는 상행결장암도 증가하는 경향입니다.

대장암은 대장점막에서 발생합니다. 현재 발견되고 있는 암에 관여하는 유전자는 약 100 종류가 있습니다만 우선 대장암의 직접적인 원인은 'APC유전자'라고 말합니다.

유전자 변이 축적이 원인이기에 나이 들면 암 발병 리스크가 높아지게 됩니다. 단, 드물게 정상적인 점막이 갑자기 암이 되는 데노보 캔서(de novo cancer : 전혀 새롭게 생긴 암)도 있습니다.

또, 타고난 APC유전자가 쉽게 변이하고 대량의 폴립이 생기는 사람도 있습니다. 가족 중 질환이 있는 경우는 젊을 때부터 대장암을 발병시킬 가능성이 높기에 주의가 필요합니다. 유전성 대장암은 5% 정도이지만, 가족 중에 대장암 환자가 있는 사람은 검진에 신경 써 주십시오.

대장암은 점막하층까지 머무는 조기암과 그것을 넘어 침윤하는 진행암으로 나누어집니다. 또 침윤 정도, 림프절이나 기타 장기에 전이 상태 등으로 0~4기로 분류, 그에 따른 치료방침이 세워집니다.

주요 증상과 신경 써야 할 암 검진

그럼, 대장암의 주요 증상을 살펴보겠습니다.

① **혈변과 하혈** S장결장이나 직장에서는 변이 통과하는 자극으로 암세포가 출혈하고 변에 피가 섞이거나 표면에 부착되는 경우가 있

습니다. (혈변) 하혈은 배변 후에 혈액이 흘러나오는 것으로 암 위치가 항문에서 멀수록 피의 색은 검어집니다. 선혈 양이 많은 경우에는 치질 가능성이 높지만, 비전문가의 판단은 금물입니다. 반드시 전문의의 진단을 받아주십시오.

항문에서 먼 상행결장이나 횡행결장의 암에서는 변이 유동상태로 출혈해도 변속에 섞이기 때문에 거의 알 수 없습니다. 빈혈로 진찰받고 암이 발견되는 예도 있습니다.

② **변통이상** 암에 의해 장이 좁아지기 때문에 변비가 되기 쉽습니다. 변을 배출하려고 장 연동운동이 활발해져 설사와 변비를 번갈아 가며 반복하는 경우도 적지 않습니다. 변이 가늘어지고, 토끼 똥처럼 잘게 누는 경우도 있습니다.

③ **복부 팽만감, 통증, 구역질** 암으로 장이 붓고 염증 때문에 배가 더부룩해지고, 식욕부진, 복통, 구역질, 멍울이 만져지는 증상이 나타납니다. 진행되면 장폐색을 일으키는 경우도 있습니다.

이런 증상이 나타나는 것은 이미 암이 진행된 후로, 초기에는 거의 자각증상은 없습니다. 조기발견을 위해 40세가 넘으면 적극적으로 암 검진을 받읍시다. 다음은 관련 주요 검사입니다.

① **변잠혈검사** 2회분의 변 표면을 각각 여러 곳을 스틱으로 긁어

내어 특수한 액이 담긴 용기에 넣어 의료기관에 제출하는 기본 검사입니다. 극히 미량의 혈액으로도 검출 가능합니다. 기준은 년 1회입니다.

② **대장내시경검사** 항문에 내시경을 삽입하여 장 전체를 모니터에 비춰 조사합니다. 병변病變 부위가 있다면 채취하여 조직검사로 양성인가 악성인가 확정진단을 받습니다. 양성 폴립이라도 10%는 암이 될 가능성이 있기에 1cm 이상이라면 그 자리에서 바로 제거하는 의료기관도 많이 있습니다.

③ **복부촉진** 의사가 복부를 만지거나 눌러 단단함, 멍울, 통증이 있는지를 조사합니다.

이 외에 필요에 따라 항문경검사, 직장경검사, 주장조영검사, 초음파내시경검사, CT, MRI, PET 등이 이루어집니다. 대장암 치료는 병변 부위를 절제하여 완치에 힘쓰는 것이 일반적입니다. 조기일 경우라면 항암제 치료나 방사선 치료는 거의 하지 않습니다. 항문에 내시경을 넣어 내시경 절제나 배 여러 곳에 구멍을 내 복강경을 삽입하는 기술이 나아져 대응 가능한 증상의 예가 늘어나고 있습니다. 개복수술과 비교하면 몸의 부담이 적고 특히 내시경적 절제에서 대응 가능한 조기 암이라면 5년 생존율 성적은 100%에 가깝습니다.

즉, 조기발견하면 고쳐지는 병입니다.

리스크를 줄이는 생활습관

이어서 대장암을 예방하는 생활습관을 소개합니다. 우선은 미국 암학회의 6가지 장려 항목이며, 일본 국립 암연구센터 연구에서도 증명된 것입니다.

① 운동을 한다.

걷기나 수영 등 적절한 유산소운동에는 면역기능을 활성화하는 효과가 있으며, 암세포의 싹을 퇴치하는 면역세포(백혈구)인 대식세포나 자연살상세포 등의 기능이 좋아집니다.

② 쇠고기, 돼지고기나 가공육은 지나치게 먹지 않는다.

동물성지방을 소화하는 효소·담즙산이 장내 세균에 의해 분해되어 생기는 2차 담즙산, 고기 조리과정 중 탄 부분에 생기는 헤테로사이클릭아민, 햄이나 소시지 등 가공육에 포함된 니트로소아민은 모두 발암성으로 지적된 물질입니다. 육류는 특히 결장암 위험을 높이는 것으로 알려져 있습니다. 그리고 태우는 부분을 줄이기 위해서 튀기거나, 그릴로 굽든지, 고온 조리보다 찌기, 데치기, 삶기 등 비교적 저온에서 할 수 있는 조리법을 추천합니다.

③ 칼슘과 비타민D를 섭취한다.

우유를 하루 200g 이상 마신 사람은 50g 이하 마신 사람에 비해 대장암 발병위험이 40% 낮아진다는 보고가 있습니다. 칼슘 섭취는 1일 1,000mg(단, 1,500mg 초과하지 않는다)을 기준으로 합니다. 칼슘은 2차 담즙산과 결합하여 독성을 중화하거나 혈액에 이온상태로 녹아 들어 세포의 에너지대사를 정상으로 유지하는 작용이 있다는 가설이 유력합니다. 비타민D는 칼슘의 체내흡수를 높여주는 영양소로, 면역기능 활성에도 깊이 관여하고 있습니다. 버섯, 유제품에 포함되어 있고 일광욕으로 피부에서 합성되기도 합니다.

④ 비만을 막는다.

주로 남성을 대상으로 한 연구 데이터지만 BMI가 27 이상인 사람, 당뇨병과 당뇨예비군인 사람은 대장암 리스크가 높습니다. 인슐린의 질이 떨어지면 과잉 분비되어 암세포 증식을 재촉한다는 것이 최근 연구에서 알려졌습니다.

⑤ 과도한 알코올은 No!

국립 암연구센터 다목적 추적연구에 의하면 1일 일본술 1홉(180ml)을 마신 사람의 대장암 발생률을 1로 할 때 1홉 이상 2홉 미만은 1.4, 2홉 이상은 2.1이라는 데이터가 있습니다. 알코올은 소화기관의 점막을 자극하여 해독기관인 간에도 부담을 가해, 발암물질의 배설을 방해해버립니다.

⑥ 야채와 과일을 충분히 섭취한다.

야채와 과일에 풍부한 피토케미컬은 유전자를 상처내는 활성산소를 중화시키는 항산화작용이 있습니다.

여기에 덧붙여 쾌변습관을 지키는 것도 중요합니다. 조금 의외이지만 변비를 호소하는 사람이 대장암 발병위험이 높다는 직접적인 데이터는 없습니다. 단, 대장의 첫 번째 일은 변을 만들고 배설하는 것입니다. 위에서 소화되어 소장에서 영양소를 흡수한 후에 음식물의 찌꺼기는 대장 내를 이동하는 동안에 상주하고 있는 100종 정도의 세균에 의해 발효·분해됩니다. 장점막으로 수분이 흡수되고, S상 결장에서 대부분 고형 변이 되고 직장에서 어느 정도 모이면 항문으로 보내집니다.

즉, 변비 개선은 장 건강의 기본입니다. 변비로 나쁜 균이 늘면 음식물이 부패하여 악성물질이 발생하고 장점막에 염증을 일으킵니다. 야채나 과일에 포함되어 있는 식물섬유, 착한 균을 늘리는 요구르트나 좋은 균의 먹이가 되는 올리고당을 충분히 섭취해 장 연동운동을 촉진시킵시다.

제가 권장하는 것은 자기 전에 10분간 복식호흡 타임을 가지는 것입니다. 바르게 누워 배꼽에서 조금 아래에 손을 대고 배가 부풀어 오르도록 심호흡을 반복해주십시오. 부교감신경이 활성화되면 심신이 편안해집니다. 스트레스성 변비, 설사가 조용히 고쳐집니다. 마무리로는 손바닥으로 배꼽 주위를 시계방향으로 마사지를 해주십시오. 평소는 잊기 쉬운 장 활동을 부드럽게 치하하고 위로합시다.

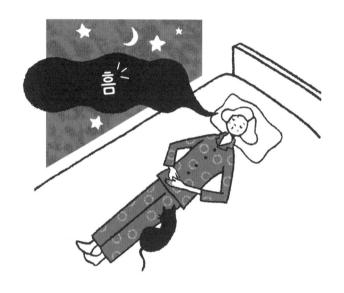

발병률이 높은
유방암으로부터
생명을 지키기

유방암에 걸리기 쉬운 타입은?

일본 여성 16명 중 1명이 걸리는 유방암은 연간 약 6만 명 이상이 발병합니다. 40대 후반에서 60대 초반이 절정입니다.

단, 사망자 수는 대장암, 폐암, 위암, 췌장암 순에 이어 5위입니다. 스스로 유방의 '멍울'이 만져져 조기에 알아차린 분이 많은 것이 하나의 이유겠지요. 자기검진법을 마스터해서 '스스로 몸을 지킨다'라는 마음을 갖는 것이 무엇보다도 효율적인 대책입니다.

유방암은 모유를 만드는 유선조직에 발생하는 암입니다. 유선은 모유를 분비하는 '소엽'과 모유를 유두에 옮기는 '유관'으로 나누어져 있습니다. 대부분의 암은 유관 상피세포에서 발견되며 소엽에서 발생하는 경우는 5~10% 정도입니다. 유관벽(기저막) 안쪽에 머무르는 암은 '비침윤암'으로 재발이나 전이되는 가능성이 거의 없고 치료에 의해 100% 완치됩니다. 진행되면 암은 유관 주위 조직에 침윤하여 겨드랑이 밑 림프절에 전이되고, 그 위에 폐나 간, 뼈 등 다른 장기에도 확산되고 맙니다.

다양한 임상데이터에서 유방암에 걸리기 쉬운 타입과 발병 위험을 높이는 생활습관이 알려져 있습니다. 아래 고위험군에 해당하는 분은 자기검진을 염두에 두고 암 검진도 적극적으로 받읍시다.

① 근친자(모, 자매, 이모, 고모, 조모 등)에서 유방암 경험자가 있다.

전체 유방암의 5%는 유전적으로 발생한다고 합니다. 반 이상의 수가 BRCA1, BRCA2라는 암 억제 유전자의 이상과 관련 있다는 것이 밝혀졌습니다. 이 경우는 젊을 때 발병하는 가능성이 있기에 빠른 시기부터 암 검진을 받아주십시오. 영화배우 안젤리나 졸리가 예방적 유방절제를 선택했던 것은 BRCA1에 이상이 발견되었기 때문입니다.

② 초경이 이르다. ③ 폐경 연령이 늦다. ④ 임신, 출산경험이 없거나 적다. ⑤ 모유 수유를 하지 않는다. ⑥ 저용량 피임약(경구피임약)을 사용한다. ⑦ 갱년기장애 치료로 호르몬 보충 요법을 받고 있다.

유방암 발생과 진행에는 난소에서 분비되는 2개의 여성 호르몬 에스트로겐과 프로게스테론이 깊이 관여하고 있습니다. 특히 에스트로겐의 영향을 장기간 받은 만큼 유방암에 걸린 위험이 높아집니다.

유방암의 연령별 이환율

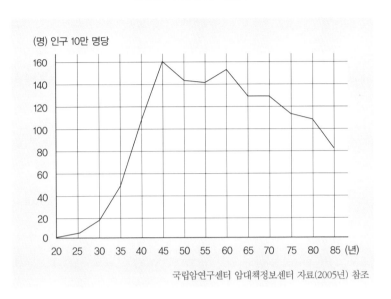

국립암연구센터 암대책정보센터 자료(2005년) 참조

②~⑤는 평생 동안 월경 횟수가 많은 쪽이 에스트로겐 분비도 많다는 의미입니다. 아시다시피 임신중과 수유중에는 월경이 멈춥니다.

⑥과 ⑦ 약의 주성분은 여성호르몬입니다. 물론 장점이 크다고 판단해 복용하고 있다면 하지 말아야 한다는 의미는 아닙니다.

⑧ 고지방 식사를 자주 한다. ⑨ 비만 경향 ⑩ 신체활동이 적다.

⑧~⑩은 식사에서 섭취한 여분의 중성지방이 축적되어 지방세포가 늘거나 커지는 것과 관계가 있습니다. 커진 지방세포에는 인슐린 기능을 높이는 물질이 나오기 어려워지고, 인슐린 기능을 떨어뜨리는 물질이 분비되기 때문에, 인슐린이 과잉되면서 암 발생의 결정적

역할을 하게 됩니다. 또 폐경 후는 부신에서 분비되는 남성호르몬 안도로겐이 지방세포 안의 효소 아로마타제에 의해 에스트로겐으로 변환되게 됩니다. 지방세포가 늘면 에스트로겐도 늘어나기 때문에 암 발생 요인의 하나인지도 모르겠습니다.

가공식품의 증가와 그것에 포함된 식품첨가물 영향도 염려되는 요인 중 하나입니다. 가공된 식물성 유지인 트랜스지방산을 많이 포함한 먹이를 실험쥐에게 먹였더니 유선 도관이 암이 된 실험데이터가 보고되고 있습니다. 영국에서도 2009년 고지방식, 그 중에서도 트랜스지방산이 유방암 리스크를 높이는 가능성이 있다고 경종을 울렸습니다.

저는 항상 식생활 개선과 운동 습관으로 20대 때 체중의 플러스 마이너스 5kg을 유지하는 것이 이상적이라고 생각하고 있지만, 이것은 유방암 예방에 있어서도 좋은 영향을 줍니다.

⑪ 음주량이 많다. ⑫ 흡연자

국립 암연구센터 발표에 의하면, 일주일에 일본술 7홉(1홉＝180ml) 이상 마시는 사람은 마시지 않는 사람의 1.75배로 유방암에 걸릴 확률이 높아집니다. 또 흡연자는 비흡연자의 1.9배로 걸리기 쉬워집니다.

검진과 셀프 체크로 조기발견을

그럼, 조기발견을 위해 자기검진법과 지자체에서 실행하는 유방암 검진, 전문의가 하는 검사에 대해 봅시다.

① 월 1회, 목욕시간에 자기검진

다음 페이지 일러스트처럼 전체를 보면서 작은 함몰, 통증, 유방이나 겨드랑이 밑에 손가락에 만져지는 멍울이 있는지 등을 확인합니다. 월경 전이나 월경 중은 가슴이 부풀고 민감해지기에 월경이 끝난 2~3일 후가 최적의 타이밍입니다. 폐경 후는 외우기 쉬운 날, 예를 들면 매월 1일 등을 정해놓고 하면 좋겠지요. 취침 전에 침대 위에서라도 체크를 다시 합시다. 파트너가 발견해 주는 케이스도 있기에 남편에게 미리 말해 두면 안심입니다.

멍울이 발견되어도 90%는 섬유선종, 유선증 등 양성종양입니다. 암 멍울은 돌처럼 딱딱해져 거의 움직이지 않습니다. 양성이라면 젤리처럼 탄력이 있어 데굴데굴 움직인다고 하지만 일반 여성이 정확히 판단하는 것은 무리입니다. 양성이라도 치료가 필요한 종양이 있기에 반드시 전문의료기관에서 진찰을 받아주십시오.

② 2년에 한 번 맘모그래피로 검진을

40세 이상 여성을 대상으로 2년에 한 번 후생노동성이 권장하는 유방암 검진은 맘모그래피와 의사에 의한 시촉진視觸診입니다. 맘모그래피는 유방을 한쪽씩 X선 필름을 넣은 판과 투명한 플라스틱 판 사이에 끼워, 상하좌우 두 방향으로 촬영하는 것입니다. 압박으로 유방 내부 모습을 선명하게 찍을 수 있습니다.

유방암 자기 진단법

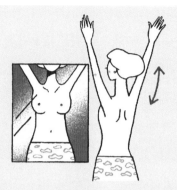

탈의실 거울 앞에서 양손을 올렸다 내렸다 하면서 살펴봅시다.
- 좌우의 유방 크기, 윤곽, 형태에 변화는 없습니까?
- 유방에 보조개와 같은 피부 함몰이나 통증은 없습니까?
- 유두가 움푹 파이거나 오그라져 있는 변화는 없습니까?
- 유두에서 분비물은 나오지 않습니까?

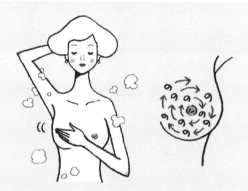

욕실에서는 유방에 멍울이 없는지 손가락으로 체크합시다.
- 비누로 거품을 내어 잘 미끄러지게 합시다.
- 체크할 유방 쪽 팔을 올립니다.
- 네 손가락으로 'の' 모양으로 안에서 밖으로 원을 그리며 움직입니다.

③ 전문의료기관에서 멍울의 세포 체크

멍울을 발견하거나, 지자체 또는 회사 검진에서 정밀검사를 권유받는다면 전문의를 찾아갑시다. 유방 내분비외과, 외과, 산부인과, 방사선과 등 의료기관에 따라 처리하는 과의 명칭은 다양하지만, 일본 유방암학회가 인정하는 유선전문의는 홈페이지에서 검색 가능합니다.

검진은 문진, 시촉진, 맘모그래피검사, 초음파검사가 기본이며, 영상으로 작은 암과 암에 의해 생기는 미세 석회화, 종양 종류, 림프절 전이 등을 알 수 있습니다. 유두에서 분비물이 나오는 경우는 분비물을 현미경으로 체크, 조영제를 유관에 주입하여 X선 촬영을 하는 유관 조영검사, 유관에 파이버 스코프를 넣는 유관 내시경검사를 하기도 합니다.

이런 검사에서 유방암으로 의심되면 멍울 등의 병변病變부위에서 세포 또는 조직을 채취하여, 임상병리사가 현미경으로 암 여부를 확인하는 검진으로 진행됩니다.

가는 바늘을 찔러 하는 '천자흡인세포검사'도 있습니다. 결과는 1에서 5등급으로 나눠 평가되고, 1,2는 양성, 3은 경계, 4,5는 악성입니다. 1, 2등급은 정기검진에 의한 경과 관찰이고, 3등급 이상은 보다 상세한 조직검사(생검)가 이루어집니다.

메스로 절개하여 멍울의 일부를 채취하는 '외과적 생검', 굵은 바늘을 이용하여 조직을 채취하는 '침생검', 보다 굵은 바늘을 찔러 회전시켜 충분히 조직을 흡인하는 '맘모톰' 3타입의 조직검사가 있습니다. 맘모톰은 상처가 5mm 정도로 눈에 띄지 않게 끝납니다.

모두 국소마취를 사용해 초음파 영상이나 맘모그래피로 병변 부위를 확인하면서 진행됩니다. 조직검사에서 암세포가 발견될 경우, 악성 상태, 여성호르몬 반응 레벨, 암 유전자에 의해 만들어진 단백질 성분에서 어느 항암제가 들을지 등 치료 방침을 세우고 필요한 정보를 얻습니다.

암으로 확진되면 CT나 MRI로 암 크기, 위치, 림프절 및 장기 전이 등을 확인하여 수술이나 치료에 도움을 줍니다.

콩을 섭취하여 예방

유방암 예방에 좋은 식품을 소개하겠습니다.

국립 암연구센터 연구에 의하면 콩의 피토케미컬, 이소플라본 혈중농도가 높은 폐경 전 여성그룹은 낮은 그룹과 비교해서 유방암 리스크가 0.14배였습니다. 이소플라본은 에스트로겐과 분자구조가 많이 닮아 식물성 에스트로겐이라 불리는 물질로, 예를 들면 뼈 속에서 에스트로겐이 뼈 형성을 촉진하는 작용을 도와 골다공증을 개선합니다.

서구 여성보다 일본 여성이 유방암 발병률이 낮은데 그 이유는 평소에 콩제품을 많이 섭취하는 식생활에 있는 듯합니다.

이와 관련된 연구에서는, 된장국을 1일 3번 이상 먹는 여성과 1번 미만으로 먹는 여성과 비교해 유방암 발병률이 0.6배, 즉 40% 감소했다는 데이터도 있습니다. 된장의 이소플라본 효과입니다. 단 된장국만 늘리면 염분의 과다섭취가 걱정됩니다. 낫또, 두부, 두유 등 콩제품은 다양하기에, 매일 식탁에 차려 여러분의 소중한 유방을 지킵시다.

갱년기에 리스크가 상승하는
자궁암과 난소암 예방하기

중장년 여성을 공격하는 자궁암

대부분의 지자체는 후생노동성 권장에 따라 20세 이상 여성을 대상으로 2년에 1번 자궁암 검진*을 실시하고 있습니다. 여성 암으로부터 몸을 지키는 소중한 검진이기에 반드시 받았으면 합니다.

정확히는 자궁암이란 병은 없습니다. 자궁에서 생기는 암은 자궁 입구(=자궁 경부)에 발생하는 자궁경부암과 아이가 자라는 자궁 본체에 발생하는 자궁체암 2가지입니다. 이 2가지 암은 원인도 증상도

---

* 자체 암 검진에 더해서 암 검진율을 보다 높일 목적으로 후생노동성은 지자체와 연계하여 자궁경부암, 유방암, 대장암의 〈암 검진 무료 쿠폰〉을 별도로 배포하고 있습니다. 자궁경부암 검진 대상연령은 20, 25, 30, 35, 40세, 유방암 검진은 40, 45, 50, 55, 60세, 대장암은 40, 45, 50, 55, 60세입니다.

치료요법도 다른, 전혀 다른 암입니다. 지자체의 자궁암 검진은 기본적으로는 자궁경부암 검진입니다. 단, 필요한 사람에 한해 자궁체암 검진을 병행하는 지자체도 있기에 검진하기 전에 확인해야 합니다.

중장년 여성에게 보다 절실한 것은 갱년기와 함께 이환율이 급증하고, 50~60대에 최고조가 되는 자궁체암이겠지요. 이 암은 자궁내막에 생기는 암입니다.

자궁내막은 수정란이 착상하기 위한 침대로, 에스트로겐 작용으로 증식하고, 수정란을 기다립니다. 그러나 임신이 되지 않으면 프로게스테론 영향을 받아 월경시에 피로 벗겨 떨어집니다. 즉, 월경이 규칙적이라면 자궁내막이 매달 새롭게 만들어져 암이 될 경우는 거의 없습니다.

그러나 갱년기에 접어들어 정상적인 배란이 힘들어지면 자궁내막 증식을 억제하거나, 월경을 촉진하거나 하는 프로게스테론 분비는 서서히 정지됩니다. 한편 에스트로겐은 완전히 폐경이 되기 전까지는 난소에서 지속적으로 분비되고, 폐경 후는 아로마타제가 남성호르몬인 안도로겐을 재료로 소량이지만 에스트로겐을 합성합니다. 이 두 호르몬의 불균형으로 자궁내막 이상증식이 일어나는 경우가 가끔 있습니다. 일부가 자궁내막이형증식증으로 발병, 그 중 20~25%가 자궁체암으로 이행되는 것입니다.

그래서 40대가 되면 산부인과에서 자궁체암 검진을 정기적으로 받는 것이 좋습니다. 검진방법은 자궁입구를 열어 가늘고 긴 전용기

자궁암 · 난소암 사망률

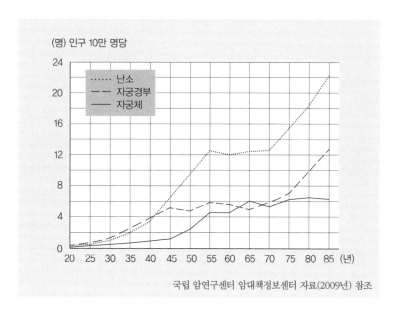

(명) 인구 10만 명당

국립 암연구센터 암대책정보센터 자료(2009년) 참조

자궁과 난소

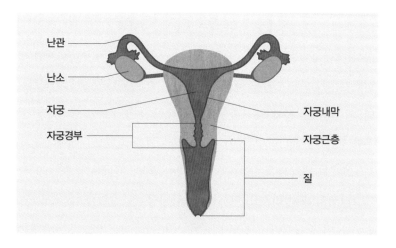

구를 삽입해 자궁내막 세포를 채취하는 것입니다.

자궁체암이 발병하면 비교적 조기에 부정출혈이 보여지는 경우가 있습니다. 갱년기 월경불순과 구별이 어렵기에 불안감을 느낀다면 바로 산부인과에 가는 것이 좋습니다. 폐경후 부정출혈은 특히 주의를 가져야 합니다.

자궁체암에 걸리기 쉬운 타입은 유방암 리스크가 높은 사람과 거의 일치합니다.

① 초경 연령이 이르다. ② 폐경 연령이 늦다. ③ 임신, 출산 경험이 없다. 또는 적다. ④ 모유 수유를 하지 않는다. ⑤ 갱년기 장애 치료로 에스트로겐제 호르몬보충 요법을 받고 있다. 단, 에스트로겐제와 프로게스테론을 조합한 보충요법이라면 리스크는 올라가지 않습니다.

저용량피임약(경구피임약)은 유방암 위험을 높이는 가능성은 지적되지만, 역으로 자궁체암 리스크는 떨어뜨린다고 생각할 수 있습니다. 피임약에 포함된 프로게스테론이 자궁내막 증식을 억제하여 월경의 부담을 덜어주기 때문입니다.

⑥ 비만은 지방세포가 증식, 비대해지면 에스트로겐 합성량도 증대됩니다.

자궁체암 발병 리스크를 낮추는 커피

국립 암연구센터에 의하면 "커피를 많이 마시는 여성일수록 자궁

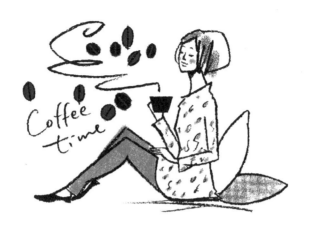

체암 리스크가 낮다"고 합니다. 40~69세 여성 약 5만 4천 명을 약 15년간 추적 조사한 견과, 일주일에 하루 이틀밖에 마시지 않는 그룹에 비해 하루 1~2잔 마시는 그룹은 약 40%, 3잔 이상 마시는 그룹은 약 60% 리스크가 낮았습니다. 커피는 인슐린 분비를 억제하는 작용이 있어, 그 영향이 이유의 하나라고 생각할 수 있습니다. 함유성분인 카페인과 클로로겐산에는 항산화작용이나 발암물질인 헤테로사이클릭아민에 대항하는 작용이 있다고도 알려져 있습니다.

다른 한편에서는 남성이 대상이지만 커피를 하루 한 잔 이상 마시는 그룹은 거의 마시지 않는 그룹과 비교해서 방광암 리스크가 2.2배 높다라는 데이터가 있는데, 이는 알아서 적당히 마시라는 의미이겠지요.

바이러스 감염이 계기가 되는 자궁경부암

자궁경부암은 인유두종바이러스^{HPV}가 관여하는 성감염증의 하나입니다. HPV는 비교적 흔한 상재균으로, 유전자 타입으로 100종류 정도 분류됩니다. 그러나 자궁경부암 원인균이 되는 것은 약 15종으로, 발병자의 약 70%에서 특히 HPV 16형과 HPV 18형 바이러스가 발견됩니다.

성행위에 의해 여성 약 80%가 평생에 한 번은 HPV에 감염된다고 합니다만, 거의 체내에서 자연적으로 소멸합니다. 장기간 지속적으로 감염된 것들 중에 일부(감염경험자 약 0.15%에 해당)가 자궁경부의 유전자에 숨어들어 암을 일으킵니다.

가장 좋은 예방법은 다른 성감염증과 마찬가지로 콘돔을 반드시 사용하는 것입니다. 또 HPV 16형과 18형 백신이 개발되어, TV광고에도 나오고 있기에 알고 계신 분도 많으시겠지요. 백신은 이미 감염된 HPV을 제거하는 능력은 없기에, 성행위를 갖기 전의 소녀(대략 만 10~16세)가 대상이 됩니다.

자궁경부암의 큰 문제는 가임 가능한 여성인 20~30대 이환율이 높은 것입니다. 백신을 접종해도 HPV 16형과 18형 이외의 바이러스 감염은 막을 수 없고, 개발된 지도 얼마 안 되어 효과가 몇 년 지속될지도 정확히는 알 수 없습니다. 따라서 2년마다 자궁경부암 검진은 필수입니다. 부정출혈이나 냉에 피가 섞이는 등 자각증상이 나타나는 것은 암이 자궁경부 내부에서 육안으로 확인할 수 있을 때부터 이므로 방심은 금물입니다.

검진은 산부인과 문진과 내진 후 자궁경부를 기구로 가볍게 긁어 세포를 채취하여, 현미경으로 이형세포 유무를 체크합니다. 남은 세포를 이용하여 HPV 감염 유무를 조사하는 검사도 있기에 의사에게 상담해봅시다.

자궁경부암은 아주 초기에 발견된다면 자궁을 보존한 채 환부만을 제거하면 완치가 가능합니다. 따라서 수술 후 임신·출산에도 문제는 없습니다.

조기발견이 어려운 난소암에 요주의

여성만이 걸리는 암으로 하나 더 알아 두어야 할 것이 난소암입니다. 최근 수십 년에 걸쳐 이환율이 지속적으로 상승하고 있으며, 발병 연령 절정은 자궁체암과 같은 50~60대입니다.

난처하게도 난소암은 초기에는 거의 증상이 없습니다. 난소는 좌우에 하나씩 있어서, 한 쪽에 암이 발병해도 다른 하나가 기능을 하고 있다면 월경 트러블이 일어나지 않으며, 자궁경부암이나 자궁체암처럼 부정출혈도 없습니다. 하복부에 멍울이 있거나 배가 부풀어 올라오는 등 증상을 자각할 쯤에는 복강 내 파종(암세포가 씨를 뿌리듯 다른 조직에 전이하는 것)으로 림프절에 전이가 되는 3기까지 진행되는 경우가 많아, 침묵의 킬러라 불리기도 합니다. 3기의 5년 생존율은 30~40%, 4기는 10~15%인 냉혹한 숫자입니다.

난소암에 걸리기 쉬운 타입은 자궁체암에 걸리기 쉬운 타입 ①~④와 똑같습니다. 그 이유는 난소암 위험인자 중 하나가 '배란'이기 때문입니다. 난자가 뛰어나갈 때마다 난소의 상피세포에 상처가 나기에, 복원 과정에서 상처난 유전자가 카피되어 암이 될 위험성이 생기게 됩니다. ①~④는 평생 배란 횟수가 많은 사람을 의미합니다. 반대로 저용량피임약을 지속적으로 사용한 사람은 그 기간 배란이 억제되기에 발병할 리스크가 낮아집니다.

⑤ 자궁내막증이 있다.

자궁내막증은 본래 자궁내면에 있어야 할 자궁내막이 자궁 밖, 난소, 난관, 질, 직장 등에도 생겨, 월경 주기에 맞춰 증식, 출혈하는 병입니다. 난소 내에 내막이 생기면 배출되지 않는 오래 된 혈액이 초콜릿 상태로 쌓여 '초콜릿 낭포'라는 양성종양이 생겨납니다. 이것이 난소암으로 변하는 경우가 있기에, 병력이 있는 사람은 충분한 주의가 필요합니다.

⑥ 근친자(모, 자매, 이모, 고모, 조모 등)에게 난소암 경험자가 있는 경우이다.

난소암의 5~10% 정도는 유전적으로 발생하며, 암 억제유전자 BRCA1, BRCA2 변이가 관여하고 있습니다.

난소는 배 안쪽에 있어 자궁경부암, 자궁체암의 검진처럼 세포 채취는 할 수 없습니다만, 경질초음파검사로 난소암 1기도 충분히 발견 가능합니다. 자궁체암 검진시에는 부디 난소 검사도 받아주십시오.

의심스러운 점이 있다면 MRI를 촬영해 검진의 정밀도를 높입시다.

1일 7시간 이상 수면으로 난소암 위험을 낮춘다

국립 암연구센터는 난소암에 대해 2012년에 아주 흥미로운 논문을 발표했습니다. 평소 수면시간이 7시간 이상인 그룹은 6시간 미만인 그룹과 비교하면 난소암 발병 리스크가 60%나 낮았다는 것입니다. 수면시간과 난소암에 관한 연구는 이제까지 세계적인 사례가 없었습니다. 그러나 4만 5,748명 여성을 약 16년간 추적 조사한 결과 이기에 신빙성이 높다고 생각해도 좋겠지요.

인과관계를 포함해 앞으로의 검증이 기다려지지만, 돈이 들지 않고, 부작용 걱정도 제로인 기분 좋은 예방법입니다. 당장 오늘 밤부터 7시간 이상 푹 자는 습관을 가지지 않으시겠습니까?

비타민D와 운동으로 골다공증을 예방한다

당신의 뼈는 건강합니까? 갱년기에 접어드는 여성에게 꼭 유의했으면 하는 것이 뼈의 노화 방지입니다.

여성호르몬 에스트로겐에는 뼈의 신진대사를 돕는 기능이 있습니다. 폐경과 동시에 여성호르몬의 분비량이 감소하면 바로 골다공증의 리스크가 상승합니다. 50세 이상 여성 이환율은 남성의 약 3배인 24%입니다. 무려 4명 중 1명입니다.

골다공증은 몸을 지탱하는 뼈에 구멍이 있는 돌처럼 숭숭 뚫리고 물러지는 질환으로, 가벼운 타박상이나 낙상할 때 골절하기 쉬워집니다. 등뼈의 추골이 압박 골절되어 요통이 생기며, 등이나 허리가 구부러지거나 키가 작아져버리는 문제가 생기게 됩니다. 또한 고령자에게는 대퇴골 경부 골절이 '와병생활'을 부르는 최대의 원인이 되기도 합니다.

그렇다 해도 골다공증은 식생활의 재검토와 적당한 운동과 일광욕으로 확실히 예방, 개선할 수 있는 질환입니다. 골밀도가 가장 높은 20~40대에서 뼈를 튼튼히 단련시키고, 축전된 강도를 유지하려면 40대부터가 중대한 관건입니다.

우선 뼈의 구조를 철골과 콘크리트로 된 철근 콘크리트 빌딩에 비유하여 생각해 봅시다. 콘크리트에 해당하는 것은 칼슘, 마그네슘, 인, 칼륨 등의 미네랄 성분입니다. 뼈에 포함된 이러한 총량이 '골염량'이고 단위 부피당 골염량이 '골밀도'입니다. 골밀도가 낮으면 뼈는 단단하게 굳지 않습니다.

한편, 철골에 해당하는 것은 '골량'이라 불리는 콜라겐 섬유로, 탄력과 접착력이 있는 단백질의 일종이며, 뼈 속에 그물코처럼 둘러쳐져 있는 이것이 '골질'을 측정하는 지표가 됩니다.

콘크리트와 철골 어느 한 쪽이라도 부족하면 빌딩은 쓰러져 버립니다. 뼈도 마찬가지로 골밀도와 골질의 조합으로 '골강도' 가 정해집니다.

성장기에 키 성장이 멈춰 뼈가 완성형이라고 생각하는 분도 있을지 모르겠습니다. 그러나 사실은 뼈는 신진대사가 활발한 조직입니다. 오래되고 노화된 뼈를 분해·흡수하는 '파골세포'와 새로운 뼈를 생산, 석회화하는 '골아세포' 둘이 균형있게 작용하여 거의 2년마다

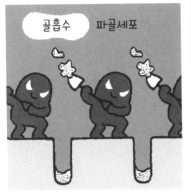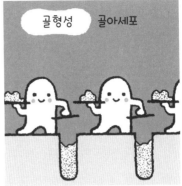

전신의 뼈가 다시 태어납니다. 그런데 나이 들면서 뼈의 형성을 촉진하는 에스트로겐이나 갑상선 호르몬 카르시트닌, 성장 호르몬 등의 분비량이 줄어들어 골아세포는 약해집니다. 따라서 뼈의 강도를 유지할 수 없게 되어 골다공증이 발병하는 것입니다.

한층 더 골다공증을 악화시키는 것으로는 '당화'가 있습니다. 당화란 몸 속에서 조금씩 진행되는 노화 현상의 하나로, 세포내 단백질에 체내 당이 결합되어 단백질을 변성·악화시키는 반응입니다. 이 반응 과정에서 나쁜 물질이 생성되어, 이것이 골량의 콜라겐에 붙어 데미지를 줍니다.

특히 혈당치가 높고 체내에 당이 남아 있는 당뇨병 환자분은 당화 진행이 빠르기에 주의가 필요합니다. 내장 지방형 비만인도 골다공증 고위험군이므로 조심해야 합니다.

예방을 위해 섭취하면 좋은 7개 영양소

그럼 골다공증을 예방, 개선하는 식생활을 알아보겠습니다.

① **칼슘을 충분히** 골밀도를 높이기 위해서 주성분이 되는 칼슘은 하루 800mg를 기준으로 반드시 섭취합시다. 특히 유제품의 칼슘은 흡수율이 뛰어납니다. 우선 우유와 요구르트를 300cc 섭취하는 습관, 이 이외에는 치즈, 뼈까지 먹을 수 있는 뱅어, 멸치, 건새우, 무말랭이, 해조, 순무, 무잎 등에 풍부하게 포함되어 있습니다.

② **비타민D와 K가 칼슘을 서포트** 칼슘 등 미네랄 성분의 장내 흡수를 도와 온 몸의 뼈까지 보내는 것은 비타민D, 그것을 확실히 뼈에 정착시키는 것은 비타민K로 역할 분담을 하고 있습니다. 비타민K는 낫또균이 만드는 끈적함 속에 풍부합니다.

③ **대두 이소플라본에 주목** 분자 구조가 에스트로겐과 매우 비슷하여 골아세포를 활성화시켜 줍니다. 기준은 하루 50mg입니다. 낫또라면 1팩, 두부라면 3분의 2모입니다. 풋콩이나 콩가루도 권장합니다. 대두 제품에는 칼슘도 포함되어 있습니다.

④ **양질의 단백질을 적당량 섭취** 골량을 만드는 콜라겐의 원료는 단백질입니다. 필수 아미노산을 포함한 쇠고기, 돼지고기, 닭고기, 달걀, 어패류를 하루 55g 섭취합시다. 다만 너무 섭취하면 몸이 산성화되어 중화를 위해 칼슘을 사용해버리므로 조심해야합니다.

⑤ **구연산이 칼슘의 흡수를 서포트** 칼슘 등의 미네랄은 물에 잘 녹지 않기에 부드럽게 장으로 흡수되지 않습니다. 이것을 도와주는 것

이 레몬이나 우메보시(매실로 만든 일본식 절임음식) 등에 포함된 구연산으로, 구연산이 가지는 킬레이트 작용에 의해 칼슘에 구연산이 결합하여 수용성 물질로 바뀌어 흡수가 쉬워집니다.

⑥ **콜라겐 생성을 돕는 비타민C** 비타민C는 아미노산으로부터 콜라겐이 합성될 때 빠뜨릴 수 없는 영양소입니다. 아세롤라, 키위, 레몬, 딸기, 토마토 등을 충분히 먹어 골량을 튼튼하게 합시다. 소변으로 바로 배설되기 때문에 하루에 여러 번 나누어 섭취하면 효과적입니다.

⑦ **마그네슘으로 골염 높이기** 마그네슘도 골밀도를 지지하는 소중한 영양소입니다. 낫또, 현미, 배아미, 깨, 견과류에 많이 포함되어 있습니다.

요리는 싱겁게 간하고, 어묵이나 인스턴트 식품 등 염분이 강한 가공 식품 음식은 적당히 먹읍시다. 알코올도 과음하면 칼슘 흡수와 비타민D의 활성을 방해합니다.

비타민D는 면역력을 상승시킨다

비타민D에 대해서는 보건·가정 시간에 "뼈 성장에 빠뜨릴 수 없는 영양소이다. 부족하면 뼈가 변형되는 구루병 등을 야기시킨다"라고 배운 기억이 있을지도 모르겠습니다. 뼈를 튼튼히 하는 것은 역시 비타민D의 중요한 역할입니다.

그리고 현재 첨단 의학 연구에서는 "면역 기능의 활성화와 조정 작용"에 필수 성분으로 큰 주목을 받고 있습니다. 그 자세한 내용과 비타민D의 효율적인 섭취 방법을 알아보겠습니다.

면역 기능이란 몸에 침입해 오는 이물질(병원체, 기생충, 꽃가루, 먼지 등)을 물리쳐 병과 그 재감염을 막는 생체 방어 시스템을 말합니다. 비타민D는 이 역할을 담당하는 면역 세포의 힘을 높여 주고 몸의 저항력이나 자연 치유력을 높여 줍니다.

다만 면역 세포는 사람에 따라서는 지나치게 작용하여 몸에 지장을 초래하는 증상을 일으키기도 합니다. 그것이 꽃가루 알레르기, 천식, 아토피성 피부염 등의 알레르기성 질환 이거나 자기 조직을 이물질로 착각하여 공격하는 류마티스 관절염 등의 자기면역 질환입니다. 비타민D는 면역 반응의 균형을 조정하는 기능이 있다는 연구 보고가 있으며, 면역계 질환 예방과 치료로 비타민D의 투여가 유효하지 않을까 기대가 높아지고 있습니다.

또 독감에 대해 미국에서 초등학생을 대상으로 흥미로운 실험을 실시했습니다. A 마을에서는 비타민D 영양 보충제를 주고, B 마을에서는 예방 접종을 실시했는데 A 마을에서는 감염자가 생각한 대로 적고 B 마을에서는 예년 수준과 같았다는 결과였습니다. 비타민D가 면역 기능을 높인다는 것은 거의 확실한 것 같습니다.

또한 비타민D에는 세포 분화, 분열을 정상적으로 유도하는 작용도 있다고 알려져 있습니다. 구체적 예를 들면 신진대사를 높여 다친 부위의 회복을 앞당기거나 비정상 세포인 암세포 증식을 억제하거나 하는 기능입니다. 비타민D는 이미 단순한 영양소가 아니라 몸의 기능을 유지, 활성화하는 호르몬과 같은 기능이 있다고 생각해도 좋습니다.

태양 힘을 빌려 비타민 D를 얻는다

비타민D 효과가 충분한 기능을 하기 위해서는 성인 남녀에게 하루 3000~5000IU가 필요하다는 최신 데이터가 미국에서 발표되고 있습니다. 그러나 후생노동성이 권장하는 섭취량은 100~200IU, 최대 2000IU입니다. 이것으로는 충분하지 않겠지요. 제가 참가하는 안티에이징학회가 실시한 비타민D 혈중 농도 조사에서는 환자의 40%가 이 기준치조차 밑돌고 있었습니다.

비타민D가 풍부한 식품은 정어리, 연어, 다랑어, 목이버섯, 말린 표고 버섯 등이 있습니다. 동물 유래는 비타민D_3, 식물 유래는 비타민D_2로 분류되지만 D_3가 더 활성화에 뛰어납니다.

그러나 비타민D 4000IU를 식사만으로 섭취하려 하면 정어리는 1kg, 표고버섯은 5kg을 먹어야 합니다. 도저히 다 먹을 수 있는 양이 아니지요.

그러면 어떻게 더 얻을까 하면 태양의 힘을 빌릴 수밖에 없습니다. 사람은 비타민D 소요량의 90% 이상을 일광욕에 의해 피부로 합성하고 있습니다. 충분한 양의 비타민D를 합성하기 위해서 1회 15~20분을 일주일에 2~3회 일광욕을 하는 것을 권장합니다. 시간대는 일조량이 많은 오전 10시~오후 2시가 가장 좋습니다.

또 한겨울은 한여름의 대략 반으로, 일조량이 적은 지역이나 일광욕을 할 시간적 여유가 없는 분은 영양보충제로 보충하는 방법도 있습니다. 미국 의료기관에서는 하루 2000IU를 장려하는 곳이 많습니다. 지병이 있는 분은 만일을 위해서 의사에게 상담하신 다음에 복용해주시기 바랍니다.

비타민D를 합성하는 것은 자외선 B파(UV-B)입니다. 피부에는 혈중 콜레스테롤에서 만들어지는 7-데히드로콜레스테롤이 넓게 분포하고 있습니다만, 이것이 자외선 B파를 직접 쐬면 비타민D_3로 변합니다. 그것이 간에 옮겨져 활성형인 25OH비타민D로 변환되고, 필요에 따라서 몸 전체 세포로 전달됩니다.

자외선 B파는 피부 세포 유전자를 손상시켜 피부암을 일으킬 가능성이 있다고 WHO(세계보건기구)가 발표했기 때문에 일광욕에 대해 염려하는 분도 있겠지요. 다만 근거가 되는 데이터는 백인 대상으로 발병률을 비교하면 10만 명당 백인은 10명, 황색 인종인 일본인은 1.5명입니다. 또한 발병한 일본인 중 약 반수는 발 안쪽 등으로 자외선을 받지 않는 부위였습니다. 황색 인종은 자외선 B파에서 피부를 지키는 멜라닌 색소가 많기에, 일상에 받는 자외선을 그만큼 두려워할 필요는 없다고 생각합니다.

피부 트러블을 막는 대책에도 만전을 기하자

햇볕에 의한 염증이나 피부 노화에 대해 신경이 쓰인다면 얼굴,

자외선 기초지식

태양 광선									
비가시 광선(자외선)			가시 광선						비가시 광선(적외선)
UV-C	UV-B	UV-A	보라색	남색	청색	녹색	황색	주황색	적색	

100　　　280　　　320　　　400　　　　　　　　　　　　　　　　　　　780 파장(nm)

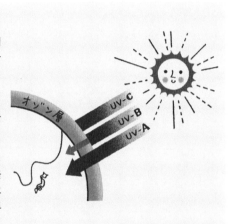

UV-A(파장은 320~400*nm)
에너지는 약하지만 피부 속까지 들어가, 탄력을 유지하는 콜라겐 섬유 등을 절단한다.

UV-B(파장은 280~320nm)
에너지가 강하고 세포 유전자를 손상시킨다.

UV-C(파장은 100~280nm)
에너지가 매우 강하고 피부암을 일으킬 가능성이 높다. 다만 오존층에 차단되어 지표에는 이르지 않는다.

* nm(나노미터)=10억 분의 1미터

목덜미, 가슴은 모자나 양산, 자외선 차단제 등으로 확실히 보호하면 됩니다. 눈도 선글라스로 보호합시다. 그리고 유리창을 통해서는 효과가 없기에 옥외에서 반소매, 반바지를 입고 햇볕을 받아주십시오. UV 치료제나 미백 화장품이 개발되어 있고, 거기에 식사로 필요한 영양소를 섭취하면 데미지를 최소한으로 억제할 수 있습니다.

　주름, 피부 처짐, 건조의 원인이 되는 것은 파장이 긴 자외선 A파

(UV-A)입니다. 진피까지 전달되어 피부 탄력을 지탱하는 콜라겐 섬유나 엘라스틴 섬유를 절단합니다. 이 때문에 얼굴 라인이 늘어지거나 표정 근육의 움직임과 함께 눈매, 미간, 입가에 주름이 생깁니다.

염증을 일으켜 붉어지거나 건조해진 피부를 회복시키는 비타민A. 간, 계란, 당근, 시금치, 브로콜리 등을 먹으면 도움이 됩니다.

한편 기미의 원인은 자외선 B파입니다. 자외선 B파를 쬐면 표피에 있는 멜라노사이트가 유전자가 상처나지 않도록 멜라닌 색소를 합성하여 주위 세포에 우산처럼 넓혀갑니다. 이것이 바로 햇빛에 타면 피부가 검어지는 이유입니다. 멜라닌 색소는 겨울에 자외선 양이 줄어들면 색도 퇴색되지만 나이가 들면 피부 신진대사가 나빠져 그대로 침착돼 피부에 기미나 검버섯이 생깁니다.

비타민E에는 혈액 순환을 좋게 하고 멜라닌 색소의 배설을 촉진하는 기능이 있으므로 아몬드, 호박, 건조두부 등 많이 포함된 식품을 섭취하면 좋습니다.

비타민C도 멜라닌 합성에 작용하는 효소를 억제하거나, 생겨버린 멜라닌 색소를 무색으로 환원하는 작용이 있기에 기미 예방, 개선에 효과적입니다.

또한 자외선을 받으면 세포를 산화하여 광光노화를 가속하는 활성 산소가 발생합니다. 비타민C와 E는 이것을 제거하는 항산화 작용에도 뛰어납니다. 토마토나 수박에 풍부한 리코펜은 이런 항산화 작용이 아주 뛰어납니다.

골다공증을예방하는 "신체활동량"

골다공증 이야기로 다시 돌아갑시다. 뼈는 부하가 걸리는 만큼 신진대사가 활발해지는 성질을 가지고 있습니다. 따라서 골강도를 높이기 위해 가장 효과적인 것은 운동입니다.

이를 멋있게 증명해준 분이 101세로 돌아가시기 전까지 프로 스키 현역으로 활동했던 미우라 케이조 씨입니다. 101세 때 골밀도를 측정한 결과 손뼈는 100세 정도, 허리뼈는 80세, 대퇴골은 무려 60세 정도였습니다. 스키로 단련된 하반신 뼈는 젊음을 줄곧 유지하고 있었던 것입니다.

그러면 어느 정도 운동을 하면 골다공증을 막을 수 있는 걸까요? 후생노동성이 발표한 건강 운동 지침을 참고합시다. 이 운동 지침에서는 운동, 가사 등 신체활동의 강도를 나타내는 '멧츠METS'와 신체

1 엑서사이즈가 되는 신체 활동 기준

멧츠	운동	주된 생활 활동	1엑서사이즈에 적합한 시간
2.5	스트레칭, 요가	청소	24분
3.0	가벼운 웨이트 트레이닝, 볼링, 프리스비, 배구	보행(67m/분. 장보기, 개 동반 산보 등), 실내 정리, 계단을 내려가기, 아이 돌보기	20분
3.3		보행(81m/분. 출퇴근시), 마루 쓸기	18분
3.5	체조(국민제조 정도), 골프(클럽은 카트로 옮긴다)	대걸레질, 청소기 돌리기, 가벼운 짐 옮기기	17분
3.8	약간 빠른 속도로 걷는다 (94m/분)	마루닦기, 욕실 청소	16분
4.0	빠른 속도로 걷는다(100m/분), 탁구, 태극권, 아쿠아로빅	자전거 타기(16km/h 미만), 아이와 놀기, 고령자나 장애자 간호, 휠체어 밀기, 지붕의 제설 작업	15분
4.5	배드민턴, 골프(클럽을 스스로 옮김)	묘종 재배, 정원 잡초 뽑기, 경작,	13분
4.8	발레, 모던 발레, 탭 댄스,		13분
5.0	소프트볼, 야구, 피구, 꽤 빠른 속도로 걷기(107m/분)	어린이와 함께 활발하게 놀기, 동물기르기	12분
5.5	자전거 에르고미터 100W(실내자전거)	잔디 깎기(전동 잔디 트랙터)	11분
6.0	강도가 있는 웨이트 트레이닝, 재즈 댄스, 농구, 수영(천천히 젓기)	가구나 가재 도구의 이동·운반, 삽으로 제설 작업	10분
6.5	에어로빅		9분
7.0	조깅, 축구, 테니스, 수영(배영), 스키, 스케이트		9분
7.5	등산(1~2kg의 짐을 짐)		8분
8.0	사이클링(20kg/h), 런닝 (134m/분), 수영(느린 자유형)	계단 오르기	8분
10.0	런닝(161m/분), 유도, 가라테, 럭비, 수영(평영)	무거운 짐 옮기기	6분
11.0	수영(자유형, 접영)		5분

활동량을 나타내는 '엑서사이즈EXERCISE'라는 단위로 분류합니다.

1멧츠는 앉은 상태에서 사용되는 에너지를 말합니다. 보통 보행 정도의 활동에서는 3멧츠의 에너지를 사용합니다. 또 엑서사이즈는 '멧츠×몸을 움직인 시간'으로 계산합니다. 예를 들면 2멧츠의 활동을 30분(=0.5시간)하면 1엑서사이즈의 운동이 됩니다. 후생노동성에서는 생활습관병을 예방하기 위해서는 3멧츠 이상 강도 있는 운동을 하루 60분, 주에 23 엑서사이즈 이상 실시하며, 그 중에 4 엑서사이즈는 격렬한 운동을 하는 것이 바람직하다고 합니다.

구체적인 신체 활동의 멧츠와 그것이 1 엑서사이즈가 되는 소요 시간을 표에 정리했습니다. 물론 운동을 하면 효과적이지만, 일상생활 속 집안일에서도 적극적으로 몸을 움직이면 상당한 운동이 되는 것을 알 수 있습니다.

골다공증이 발생하면 넘어지는 것만으로도 골절할 우려가 있지만 적당한 운동은 골강도를 높이는 동시에 몸의 평형감각도 길러줍니다.

골다공증 예방을 위한 거라면 하루 6000보 이상의 보행을 하거나 3 멧츠 이상의 운동을 매일 10분 이상 실시하거나 하면 간신히 예방은 할 수 있지만, 건강하고 오래 살기 위해 내장 지방을 줄이고, 근력도 높이고 싶다면 일주일에 23 엑서사이즈를 목표로 해봅시다.

신체 활동을 보다 정확히 파악하기 위한 운동습관 측정기 '라이프 코더Lifecorder'라는 편리한 기구가 있습니다. 만보기 정도의 크기로 허리에 차서 사용합니다. 걸음수 측정 이외에 가속, 진동의 크기로 날마다 운동 강도의 추이를 기록해 데이터화합니다. PC에 연결하면 상세한 그래프, 엑서사이즈로 환산한 수치, 칼로리 소비량 등을 볼 수 있습니다. 의사에게 운동 요법을 권유 받은 사람이나 이번이야말로 다이어트를 성공시키고 싶은 사람에게는 도움이 되어줄 것입니다.

뼈는 당신 인생에 있어서 글자가 의미하듯이 기둥입니다. 뼈를 튼튼히 만드는 것이 안티에에징의 출발점이 될 것입니다.

노화의 증상은 혈관에서부터 나타난다

신체 연령의 지표가 되는 것이 혈관 노화이며, 혈관 트러블은 크게 두 가지로 나눌 수 있습니다. 뇌 동맥이나 심장의 관상 동맥 등 굵은 혈관에 병변이 나타나면, 허혈성심질환, 뇌혈관 질환, 폐색성 동맥경화증의 원인이 됩니다. 말초신경의 가까운 부위나 신장 안에 있는 가는 혈관이 손상되면 신부전, 망막증 등의 원인이 됩니다.

체내 조직에 산소와 에너지원이 되는 영양을 운반하고 노폐물을 내보내는 혈관에 문제가 생기면 그 영향은 헤아릴 수도 없습니다. 우선, 현재 상태와 위험 인자를 파악합시다. 다음 페이지에 해당하는 항목이 많으면 많을수록 주의가 필요합니다. 위험 요인을 간단하게 정리했으므로 예방 대책을 생각할 때 참고해주십시오.

혈관 노화도 체크 리스트

해당하는 것에 표시를 해주세요.

☐ 가공 식품이나 패스트푸드를 자주 먹는다 → A

☐ 식사는 배가 부를 때까지 먹는다 → A, B

☐ 밤 늦게 식사할 경우가 많다 → A

☐ 아침 밥을 먹지 않는다 → B

☐ 체중이 4kg 이상인 아이를 낳았다 → B

☐ 정제된 백미나 면류 식품을 좋아한다 → B

☐ 가족 중에 고혈압, 당뇨병, 지질이상증(고지혈증)인 사람이 있다
　 → A, B

☐ 말하고 싶은 것을 참는 경우가 많다 → C

☐ 몰두하는 취미가 없다 → C

☐ 약간 진한 양념을 좋아한다 → C

☐ 샐러드나 야채류 없이 고기를 먹는 경우가 많다 → D

☐ 신체질량지수(BMI)가 25이상 → E

　 ※ BMI=체중(kg)÷{신장(m)^2}

☐ 20세 때의 체중과 비교해서 5kg 이상 늘어나 있다 → E

☐ 계단이 있어도 엘리베이터를 바로 사용한다 → F

☐ 걷거나 운동하는 시간이 매일 30분 미만이다 → F

☐ 술을 주 5일 이상 마신다 → G

☐ 담배를 피운다 → G

A 고콜레스테롤, 지질이상증 가능성이 있다

우선 중성지방과 콜레스테롤에 대해서 설명하겠습니다. 음식에 포함된 기름은 소장에서 소화를 촉진하는 담즙산과 리파아제에 의해 분해되면 중성지방으로 흡수되어 혈관에 흘러 들어갑니다. 그리고 몸 전체 세포에서 태워져 에너지원으로 사용되는 것 이외에 세포막의 재료가 되거나 보온이나 보습 기능을 하거나 지용성 비타민의 소화 흡수를 돕는 등에 활용됩니다.

문제는 남는 중성지방으로, 사용되지 않은 중성지방은 혈액 중에 떠돌아다닙니다. 수치가 150mg/dL이상이 되면 지질이상증입니다. 내장 지방으로 배에 축적되고, 여성은 복부의 둘레가 90cm 이상이면 메타볼릭증후군(대사증후군)으로 진단됩니다. 즉 비만의 최대 원인입니다.

한편 콜레스테롤은 중성지방과 당질을 원료로 간에서 합성되는 지방 그룹입니다. 세포막이나 각종 호르몬, 비타민D, 담즙산의 원료가 되며, 뇌 신경세포를 지키면서 정보 전달을 돕는 등 다양한 기능을 하고 있습니다.

콜레스테롤 자체에는 좋은 것과 나쁜 것이 없습니다. 단, 지방이므로 물(혈액)에 녹지 않기에 간에서 전신 세포에 옮겨질 때는 'LDL(저밀도 리포단백질)'이라는 차량을 타고 이동하고, 역할을 끝내고 남았을 때에는 'HDL(고밀도 리포단백질)'를 타고 간에 회수됩니다. 즉, 혈액 중에 LDL 콜레스테롤이 많다는 것은 사용하지 못하고 남아 돌고 있다는 것으로, 혈관벽에 숨어 들어가 동맥 경화의 원인이 되거나 혈압을 높이거나 하기에 나쁜 콜레스테롤이라고 불립니다.

반대로 HDL 콜레스테롤이 많아지면 불필요한 콜레스테롤 회수 능력이 높다는 것이기에 혈액이 깨끗하게 잘 흐릅니다. 그래서 착한 콜레스테롤이라 불리는 것입니다.

HDL 콜레스테롤 40mg/dL 미만이 지질이상증에 해당하고, LDL 콜레스테롤 140mg/dL 미만이 관리 목표치입니다. 둘 다 동맥경화와 혈압 상승의 원인이므로, 식사로 섭취하는 기름 질과 양을 다시 검토하고 운동도 적극적으로 해주시기 바랍니다.

B 고高인슐린, 고高혈당에 주의

인슐린 과잉 분비는 콜레스테롤 증가를 부릅니다. 우량아를 낳은 여성은 임신 중에 인슐린 기능이 떨어지는 임신 당뇨병을 앓았을 가능성이 있습니다.

같은 탄수화물이라도 정제된 백미, 밀가루, 떡 등은 장으로 재빠르게 흡수되어 곧바로 포도당으로 변환되기에 혈당치를 쉽게 올리는 식품입니다. 흡수가 더딘 정제되지 않은 현미나 곡물을 먹어야 합니다. 또 아침이나 점심 식사를 거르거나, 다음 식사까지 공복 시간이 길거나, 배가 고플 때 단 과자를 먹으면 인슐린이 한꺼번에 과잉 방출되어 혈당치가 불안정하게 됩니다. 규칙적인 식생활을 합시다.

C 고혈압에 주의

혈압이 높아지면 그 압력에 견딜 수 있도록 혈관 벽이 두터워지고 딱딱해집니다. 혈압 상승의 최대 리스크는 스트레스입니다. 요가나 단전 호흡, 아로마테라피 등 나름대로의 긴장 완화법을 찾아냅시다. 여자끼리의 스스럼없는 수다나 노래방에서 노래를 부르는 것도 스트레스 해소에 좋습니다. 또한 염분의 과잉 섭취도 고혈압의 원인이며 운동으로 수치 개선을 기대할 수 있습니다.

D 고高호모시스테인에 주의

호모시스테인이란 단백질에 포함된 아미노산의 일종인 메티오닌이 간에서 사용될 때 생성되는 것입니다. 혈중에서 호모시스테인이 너무 증가하면 LDL 콜레스테롤과 결합하여 동맥경화가 진행됩니다. 심근경색 리스크는 고혈당에서 고호모시스테인이 되면 10배, 고혈압에서 고호모시스테인이 되면 25배 이상으로 뜁니다.

가장 좋은 대책은 고기를 먹을 때에 비타민B_{12}이나 B_6, 엽산을 포함한 식품을 섭취하는 것입니다. 비타민B_{12}는 조개류 등에, 비타민 B_6은 마늘, 간, 꽁치, 정어리, 견과류 등에, 엽산은 시금치나 쑥갓 등의 녹황색 야채에 많이 포함되어 있습니다. 이 외에 신선한 야채나 과일에 포함된 비타민이 호모시스테인의 대사를 촉진합니다.

E 비만 해소하기

체중을 줄이는 것만으로도 콜레스테롤 수치는 감소합니다. 운동을 하면 더 효과적입니다. 걷기, 수영, 요가 등 가벼운 운동이라도 1회 30분 이상, 일주일에 3~5회 하면 효과를 바로 볼 수 있습니다.

F 적극적으로 몸을 움직인다

운동 부족이면 혈압이 올라 인슐린 저항성이 높아져 남은 당질을 연소하지 않는 등 좋을 것이 없습니다. 신체활동량(엑서사이즈) 등을 참고하여 몸을 움직이는 습관을 익힙시다.

G 절주(금주)와 금연!

음주·흡연 모두 혈관 노화의 큰 적입니다.

뇌 질환을 알 수 있는 3가지 테스트

암, 심장 질환에 이어 일본인 사망률 세 번째인 것은 '뇌혈관 질환(뇌졸중)' 입니다. 목숨을 건진다 해도 몸의 마비, 치매 등 후유증이 남는 경우가 많아, 간호가 필요한 원인의 첫 번째*입니다. 가족의 건강 장수를 지키기 위해서 올바른 지식과 예방법을 알아둡시다.

매우 신경질적인 사람은 혈관이 쉽게 뚝 끊어진다든가, 편두통이 있으면 리스크가 높다든지 말하지만, 모두 속설입니다. 한순간 화가 나 혈압이 오르는 정도로는 영향이 없고, 편두통은 전혀 다른 메카

----

* 후생노동성이 발표한 2010년 국민생활 기초 조사 현황에 의하면 간호를 필요로 한 원인의 1위가 뇌혈관 질환이다. 이것은 전체의 21.5%를 차지한다.

뇌혈관 질환 이상 징후

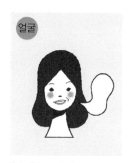

얼굴

"이~"라고 하면서 입을 옆으로 벌렸을 때 얼굴 한쪽이 일그러진다.

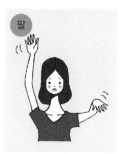

팔

눈 감고 양팔을 올렸을 때, 한쪽이 올라가지 않거나 올리기 어렵다.

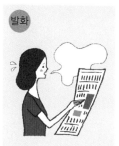

발화

소리내어 신문을 읽으려 하면 매끄럽게 읽히지 않는다.

니즘으로 일어나므로 걱정할 필요는 없습니다.

뇌혈관 질환은 크게 나누면 뇌혈관이 막히는 '허혈증' 과 혈관이 찢어져 혈종이 퍼지는 '출혈성' 두 타입입니다. 전자는 일반적으로 '뇌경색'이라 하고, 후자는 '뇌출혈'과 '지주막하출혈'이라 합니다.

뇌는 다른 장기보다 산소나 에너지의 필요량이 매우 많아 혈관의 폐색이나 혈종 등으로 혈류가 막히면 그 영향이 굉장합니다. 혈류가 평소의 40% 이하로 저하되면 뇌기능이 마비되고, 20% 이하에서는 단시간에 세포가 괴사해버립니다. 그러므로 증상 후 3시간 이내로 치료를 할 수 있는지 없는지가 예후豫後의 명암이 나뉘는 열쇠가 됩니다.

뇌혈관 질환은 갑자기 말투가 꼬이거나 물건을 떨어뜨리거나 의식을 잃는 등 알기 쉬운 증상만 있다고는 말할 수 없습니다. 두통, 현기증, 구토, 하반신 저림 등의 변화로부터 시작되는 경우도 많으니 판단의 기준으로서 왼쪽의 그림 3개를 기억해둡시다.

만약 1개라도 해당되면 주저하지 말고 응급차를 불러주세요.

다양한 뇌혈관 질환

여러 가지 뇌혈관 질환의 구체적인 원인과 증상을 알아봅시다.

뇌경색

뇌경색은 유형에 따라 다음과 같이 3가지로 분류됩니다.

① 아테로마 혈전성 뇌경색

동맥 경화 때문에 뇌의 두꺼운 혈관에 혈전이 생겨 나타나는 증상입니다. 고도비만이나 고혈당, 지질이상증, 과로, 흡연 등의 원인으로 혈관에 염증이 생기기 쉬워지고 그 치료를 위해 세포막의 원료인 콜레스테롤이나 면역 세포가 모여들어 그 잔해가 걸쭉한 죽처럼 되어 혈관벽 내부에 모이고(아테로마), 혈관 악화나 협착이 진행된 상태가 바로 동맥경화입니다. 이 혈관벽이 다치면 상처를 막기 위해서 혈소판이 모여 굳고, 이것이 혈전이 됩니다. 혈전이 아테로마로 좁아진 혈관을 막으면 뇌경색이 됩니다. 발생한 위치에 따라 운동, 감각, 언어, 배뇨, 시야 등에 장해가 나타납니다.

아테로마 혈전성 뇌경색에서는 '일과성 뇌허혈발작'이라 하여 일시적으로 몸이 저리고, 힘을 쓸 수 없고, 대상이 이중으로 보이는 등의 증상을 보이는 사람이 있습니다. 막힌 혈전이 자연스럽게 녹아 몇 분에서, 30분 정도면 안정되지만 언제 본격적인 발작으로 연결될지는 모릅니다. 반드시 전문의에게 진찰을 받아야합니다.

② 라크나경색

갈라져 나온 뇌 심부의 가는 동맥이 좁아져 나타나는 증상입니다. 병변이 작기 때문에 저림이나 운동 마비 등 증상이 가볍고 발작을 알아차리지 못하는 '무증후성 뇌경색'도 있습니다. 뇌 속 여러 곳에서 반복해 일어나면 서서히 뇌기능이 저하되어 뇌혈관성 치매의 원인이 됩니다.

③ 심원성 뇌색전증

심장 박동이 불규칙한 부정맥이 있으면 심방 내에 고인 혈액이 굳어져 혈전을 만드는 경우가 있습니다. 이것이 뇌로 옮겨져 두꺼운 동맥을 막아 발병합니다. 이 혈전은 크고, 쉽게 녹지 않기에 병소가 한꺼번에 퍼져 증상이 쉽게 악화되는 특징이 있습니다.

뇌출혈

동맥 경화로 약해진 동맥이 찢어져 출혈하는 질환입니다. 주위의 혈관도 출혈이나 혈종의 압박으로 연쇄적으로 파열하는 경우도 있고 서서히 증상이 악화되는 경우도 있습니다. 출혈하는 부위에 따라 운동 장해, 감각 장해, 마비 등의 증상이 나타납니다. 또 알츠하이머 병이 진행되면 출혈 우려가 있을 수 있으므로 병에 걸려 있는 가족이 있는 경우는 유의하여 지켜봐 주십시오.

지주막하 출혈

뇌의 연막과 지주막 사이에는 두꺼운 동맥이 둘러쳐져 있습니다만, 이것이 찢어져 출혈이 단번에 지주막으로 퍼지는 질환입니다. 머리 속 압력이 급격히 높아져 호흡정지를 야기시켜 급사로 이어지기도 합니다. 최대 원인은 동맥 일부가 풍선처럼 부풀어오르는 '동맥류' 파열입니다. 지금까지 경험한 적 없는 심한 두통이 생기고 메스꺼움, 구토, 의식장애, 목덜미 경직을 동반합니다.

50세가 되었다면 뇌 건강검진을

뇌 혈관 질환이 까다로운 것은 원인이 되는 동맥경화, 동맥류 등이 진행되고 있어도 거의 자각증상이 없기에, 어느 날 갑자기 발병한다는 것입니다. 그 예방으로 추천하고 싶은 것이 '뇌 건강검진' 입니다. 50세가 되었다면 년 1회 검진을 받는 것이 병을 키우지 않는 방법입니다.

혈액검사, 소변검사, 심전도, 치매 체크 등도 있지만, 뇌 조직을 단층으로 여러 장 촬영하는 MRI, 뇌혈관을 조사하는 MRA(자기공명혈관

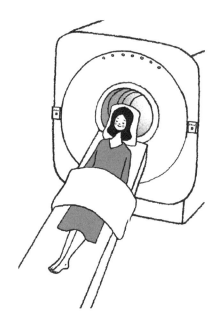

촬영)를 하는 것이 좋습니다. 이 검사에서 얻을 수 있는 주요한 정보를 알아봅시다.

① 미파열 동맥류의 유무

동맥류는 인구 중 1.5~5% 정도가 갖고 있다고 알려져 있지만, 파열하는 경우는 그 중 0.2~0.3%로 아주 적습니다. 단, 지름이 5mm 이상으로 서서히 커지는 타입은 주의가 필요합니다. 파열예방으로 카테터*를 사용하여 극세 백금코일을 동맥류에 메우는 '코일색전술'이나 두개골을 열어 동맥류를 클립으로 고정시키는 '클리핑수술' 등이 있습니다.

② 백질 병변病變의 유무

뇌 신경세포를 서로 연결하는 신경돌기 표면을 '백질'이라 합니다. 라크나경색이 발병하면, 여기서 병변病이 일어납니다. 증상이 나타나지 않는 작은 병변은 50대에 1~2개, 60대에 10개, 70대에 20개 정

---

* 장기 내로 삽입하기 위한 튜브형의 기구

도 나타나는 것이 보통이지만, 이것보다 많거나 또는 갑자기 늘어나면 동맥 협착이 진행됩니다. 혈류를 개선하는 아스피린 복용 등의 치료법이 있습니다.

③ 뇌혈관 협착

두꺼운 동맥이 아테로마로 좁아져 있지 않는지 체크할 수 있습니다. 협착이 일어난 부위에 따라서는 풍선 카테터*로 혈관을 넓히거나 혈관을 내부에서 지지하는 스텐트를 삽입하는 등의 치료를 권할 수 있습니다.

④ 선천적인 뇌혈관 기형

뇌동맥 형상 이상에 의해 혈관벽이 약해져 뇌출혈이 쉽게 일어나는 타입이 있습니다.(뇌동정맥 기형, 모야모야병 등). 여기엔 방사선 치료나 관상동맥 우회술 등 몇 가지 치료법이 있습니다.

동맥경화라고 진단되면 제일 먼저 꺼려지는 것이 LDL(저밀도) 콜레스테롤입니다.

일본동맥경화학회는 LDL콜레스테롤의 혈중농도 140mg/dL 이상, HDL(고밀도)콜레스테롤 40mg/dL 미만, 중성지방 150mg/dL 이상을 "지질이상증(고지혈증)"으로 규정하고 있습니다. LDL수치가 조금

---

* 좁아진 혈관을 넓히는 데 쓰는 작은 풍선 모양의 의료기기

이라도 기준을 넘으면 콜레스테롤 수치를 내리는 약을 처방받는 독자도 있을 겁니다.

그러나 저는 여성의 경우 LDL 수치가 180mg/dL 이하라면 약이 필요 없다고 생각합니다. 여성호르몬 에스트로겐은 혈관의 탄력을 유지하고, LDL 콜레스테롤을 억제, HDL 콜레스테롤을 증대하여 동맥경화를 막는 역할을 합니다. 따라서 여성의 폐경기(평균 50·5세) 혈관 연령은 30세 남성 수준으로 젊고, 70세가 되어도 남성 50세 수준입니다. 여성의 혈관 연령은 남성보다 20세 정도가 어려 뇌혈관 질환, 심질환 리스크가 낮습니다.

오히려 무리하게 내리면 콜레스테롤을 원료로 하는 세포막이 약해져 혈관이 쉽게 찢어지고, 면역 기능이 떨어지는 등 단점이 생길 가능성이 있습니다.

토카이 대학 의학부 오오쿠시 요이치 명예교수는 2006년에 대규모 역학 조사로 총 콜레스테롤이나 LDL 콜레스테롤이 높은 사람들이 남녀 모두 뇌혈관 질환이나 심질환 사망률이 대체로 낮고 오래 산다는 연구를 발표하여, 의학계에 파문을 일으켰습니다. 지금으로는 소수의견이지만 향후 검증이 기대됩니다.

고혈압(확장기 혈압은 최저혈압 90mmHg 이상, 수축기 혈압은 최고혈압 140mmHg 이상)도 뇌혈관 질환의 리스크 인자로 간주되어 강압제 복용이 추천되지만, 갑자기 내리면 뇌 모세혈관 말단까지 혈류가 흐르지 않게 될 가능성이 있습니다. 각각의 환자에게 맞는 세밀한 관리가 요구되므로 의사와 상담하면서 처방을 받는 것이 좋습니다.

동맥경화나 지질이상증(고지혈증), 고혈압은 모두 '생활습관병'이라 할 수 있습니다. 기준치를 넘었다고 해도 약 복용 전에 식생활이나 운동 습관을 다시 검토하는 것이 선행되어야 합니다.

식사 시에 야채를 충분히 섭취합시다. LDL 수치를 높이는 동물성 지방은 적당히 먹고, 콜레스테롤이 증가할 걱정이 없는 1가불포화 지방산(올리브유, 유채 기름 등), 중성지방, 혈압을 내리고 혈전이 생기지 않는 오메가-3 다중 불포화 지방산(차조기 기름, 들기름, 청어 등)을 충분히 섭취해주십시오. 기름을 섭취하는 방법에 대해서는 뒤에서 자세히 설명하겠습니다.

혈관을 지키는 호르몬 아디포넥틴

마지막으로, 혈관을 지키는 호르몬 '아디포넥틴'에 관한 이야기를 합시다. 최근 동맥경화가 진행된 혈관 내막을 무너뜨려 아테로마를 유출시키는 효소가 발견되었습니다. 연구를 좀더 진행한 결과, 동맥경화가 진행되어도 아디포넥틴이 이 효소를 없애 염증을 가라앉히고 뇌졸중, 심질환을 막는다는 것이 밝혀졌습니다.

미우라 케이조우三浦敬三 씨와 이타바시 히카루板橋光 씨 두 분의 혈관 연령은 100세 나이에 맞는 동맥경화가 진행되고 있었으나, 아디포넥틴의 혈중농도는 장년층 레벨을 유지하고 있었습니다. 그것이 건강 장수의 수수께끼를 푸는 힌트가 되었습니다.

아디포넥틴은 지방세포에서 분비되며 정상 혈중농도는 $4\mu g/mL$ 이상입니다. 그런데 내장지방이나 피하지방이 쌓여 커진 지방세포는 거의 분비 능력을 잃어버립니다. 즉 비만은 뇌졸중 리스크를 직접적으로 높이는 원인입니다. 몸무게 관리를 확실히 합시다.

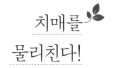

치매를
물리친다!

치매를 아는 기초지식

치매의 주요 증상과 원인이 되는 병

"최근 자주 깜박깜박해 걱정이 됩니다. 저 치매인가요?"

진찰실에서 자주 듣는 질문입니다. 만약 어제 본 영화배우 이름이 좀처럼 생각나지 않는 수준이라면 전혀 문제 없습니다. 그 정도는 건강한 사람이라도 자주 있는 일입니다. 치매를 앓는 사람은 영화를 봤던 사실 자체를 잊어버립니다.

이것은 뇌 속에서 몇 분 혹은 며칠간의 기억(단기기억)을 관장하는 '해마'가 치매에 의해 손상을 받았을 때 일어나는 현상입니다. 사실을 잊은 것 자체를 인지할 수 없는 것이 가장 큰 특징이며, 비교적 빠른 속도로 증상이 진행됩니다. '기억력이 떨어졌다.'라는 고민은 오히려 판단력을 관장하는 전두엽이 건강하다는 증거입니다.

다음 페이지 표는 병원에서 자주 사용되고 있는 치매선별검사입니다. 30점 만점 중 21점 이하라면 치매로 의심됩니다. 걱정되는 분은 가족과 함께 체크해보십시오.

원래 치매는 기억력, 판단력, 사고력, 주변인지능력(자기 자신을 포함한 인간관계 또는 시간, 장소 등을 파악하는 능력), 계산력 등 인지기능이 저하하여 사회생활에 지장이 생기는 질환 전반을 총칭합니다. 후생노동성 연구팀 발표에 의하면 65세 이상 고령자 중 15%가 발병자로 추계되고 2012년 현재 462만 명이 치매 환자로 알려져 있습니다.

가장 많이 알려져 있는 것이 '알츠하이머병' 입니다. 뇌 속에 아미로이드β단백질이란 물질이 쌓여서 발병하며, 뇌를 CT나 MRI을 찍으면 해마를 중심으로 위축되는 것을 볼 수 있습니다.

한편, 뇌 혈관이 막히거나(뇌경색), 찢어져 출혈이 생겨 일어나는 것이 '혈관성 치매'입니다. 최대 위험인자는 동맥경화입니다.

이 두 가지가 치매 환자의 90% 정도를 차지하고 있으며, 발병률은 거의 비슷합니다. 이 외에 환시가 많이 보이는 '루이소체치매' 나 성격이 많이 변하는 '전두측두엽변성증' 등이 있습니다.

치매는 인지기능이 저하되는 기본증상 외에, 불안감, 초조함, 의욕 감퇴, 배회, 미아, 돈을 빼앗겼다는 망상, 말도 안 되는 불평, 싸움 등 이상 행동인 주변증상 즉, 수반증상이 나타나는 경우가 있습니다. 간호를 해야 하는 가족에게는 어려움이 클 것입니다. 혼자서 고민하

치매선별검사표(MMSE검사)

설문	질문내용	답변	점수	
1. 일시 (5점)	올해는 몇 년도입니까? 지금은 무슨 계절입니까? 오늘은 무슨 요일입니까? 오늘은 몇 월 며칠입니까?	년 요일 월 일	0 0 0 0 0	1 1 1 1 1
2. 장소 (5점)	여기는 무슨 병원입니까? 여기는 무슨 도입니까? 여기는 무슨 시입니까? 여기는 몇 층입니까? 여기는 어느 지역입니까?	병원명 도 시 층 지역	0 0 0 0 0	1 1 1 1 1
3. 기억 (3점)	전혀 관계성이 없는 물품명을 3개 말한다. 피실험자는 그것을 복창한다. 전부 말할 수 있을 때까지 반복한다.(6회까지)	정답 하나당 1점	0 2	1 3
4. 7시리즈 (5점)	100에서 7을 빼며 숫자를 센다.(5회까지)	틀리면 종료	0 2 4	1 3 5
5. 상기 (3점)	질문 3번에서 제시한 물품명을 다시 한 번 복창시킨다.		0 2	1 3
6. 명칭 (2점)	시계를 보여주면서 "이것은 무엇입니까?"라고 묻는다. 연필을 보여주면서 마찬가지로 답하게 한다.		0 0	1 1
7. 읽기 (1점)	다음 문장을 반복한다. "여러분, 힘을 합쳐 줄을 당깁시다."		0	1
8. 언어이해 (3점)	다음 3가지 명령을 구두로 전하고 전부 들은 후에 실행한다. [오른손으로 이 종이를 들어주세요] [그것을 반으로 접어주세요] [책상 위에 놔 두세요]		0 0 0	1 1 1
9. 문장이해 (1점)	다음 문장을 읽고 실행한다. [눈을 감아주세요]		0	1
10. 문장구성 (1점)	다음 문장을 읽고, 그 지시에 따라주세요. [아무 문장이나 써주세요]		0	1
11. 도형파악 (1점)	아래 도형을 그대로 그려주세요.		0	1
	판정 : 합계점수가 21점 미만인 경우, 치매 가능성이 의심됩니다.	합계	점	

지 말고 의료·복지 전문가의 힘을 적극적으로 빌리십시오.

또, 노년기 초기는 우울증이 생기기 쉬운 연령이기도 합니다. 의욕이 현저하게 감퇴하여 말을 걸어도 반응이 둔하고, 밤에 자지 못 해 주의력이 산만하고, 건망증이 생기는 증상이 나타나, 치매라고 오진 하는 경우가 있어 주의가 필요합니다.

알츠하이머병의 치료약으로는 학습, 기억, 수면 등에 관여하는 신경전달물질인 아세틸콜린 감소를 억제하는 약이 일반적입니다. 마시는 약 이외에 사용하기 쉬운 붙이는 타입도 있습니다. 신약으로 흥분성 신경전달물질인 글루타민산 과잉분비를 억제, 기억이나 수반증상을 개선하는 타입도 등장했습니다. 수반증상이 강한 경우에는 항우울제나 향정신제가 사용되는 경우도 있습니다.

단, 모두 증상을 완화시키고 진행을 늦추는 효과는 있으나, 완치시키지는 못 합니다. 현재 알츠하이머병의 원인이 되는 아미로이드β 단백질 생성을 막는 약이나, 예방, 개선에 필요한 백신이 개발 중에 있습니다.

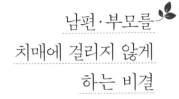

남편·부모를
치매에 걸리지 않게
하는 비결

가족 위기를 막기 위해

본인도 걱정이지만, 만약 가족이 치매에 걸릴지도 모른다고 생각하면 불안해질 것입니다. 그래서 저는 "남성도 주방에 들어가야 한다"고 말씀드리고 싶습니다. 치매에 걸리고 싶지 않으면, 요리를 취미로 삼으라고 남성분들에게 권합니다.

이렇게 말하는 저도 최근 요리의 매력에 눈뜬 사람 중 하나입니다. 요전 방콕 대학교에 초대되어 안티에이징 의학 강의에 출장 갔을 때, 유명한 타이요리점 블루엘리펀트 요리교실에서 체험을 하게 되었습니다.

메뉴는 톰얌쿵 외 몇 가지로 마트에서 장보기를 시작해 씻기, 썰기, 끓이기, 담기 등 드라마틱한 전개에 완전히 빠져 들었습니다. 향

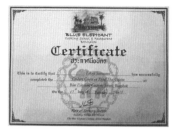

블루엘리펀트 요리교실 수료증

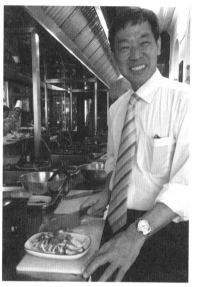

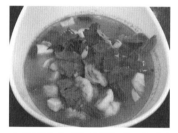

요리교실에서 만든 톰얌쿵. 허브와 양념에 안티에이징 효과가 있음.

요리교실에 참여한 저자. "애정을 담아 조리하는 법을 배웠습니다."

채로 향을 냈는데, 저 스스로도 만족할 만한 요리였습니다.

인상 깊었던 것은 "애정을 담아 요리를 만드세요."라는 셰프의 충고였습니다. "식자재를 애지중지 다루고, 먹을 때도 그 '생명'에 감사하며 드세요."라는 것이 역시 불교를 독실하게 믿는 나라답습니다.

하루하루의 삶 속에서, 요리만큼 즐겁고 창조적이며 뇌를 자극하는 작업은 없습니다. 요리의 치매 예방 효과에 착안한 것은 저뿐만이 아닙니다. 도쿄 건강장수의료센터 연구소의 지역형 치매예방 프로그램도 걷기, 요리, 여행, 컴퓨터의 4가지가 주된 커리큘럼으로 되어 있습니다.

요리 프로그램에서는 한 사람 한 사람이 새로운 아이디어를 제안해 재료를 준비하고 만들며, 시식은 물론, 레시피까지 작성합니다. 일상생활 속에서 '에피소드 기억' '분할주의력' '계획력'을 사용하게 됩니다.

여러분도 부디 남편이나 아버님을 '남성요리교실'에 보냅시다. 요리를 잘 하는 어머님에겐 새로운 장르, 예를 들면 에스닉 요리나 가이세키요리* 등을 제안하면 어떨까 합니다. 요리교실 참가를 권하는 것은 가족을 치매에서 지키는 지름길 중 하나인 것입니다.

치매를 막는 생활습관 포인트

요즘 안티에이징 의학계에서는 치매를 '생활습관병'의 하나로 보는 관점이 주류를 이루고 있습니다. 그것을 입증할 만한 식생활, 운동, 정신활동, 사회활동 등에 관한 연구가 다방면에 걸쳐 있습니다. 공통적으로 예방에 유효하다고 생각하는 것이 '뇌에 능동적 자극'을 동반하는 라이프 스타일입니다. 제가 요리를 장려하는 이유도 바로 여기에 있습니다.

그러면 대표적인 연구보고서에서 가족을 치매에 걸리지 않게 하기 위한 체크포인트를 봅시다.

* 일본식 고급 코스요리

① 신문을 매일 읽는가?

사회에 대한 관심, 일, 취미에 대한 의욕을 갖고 있는지가 치매예방으로 이어집니다.

[JAMA_미국의사회잡지] 에 게재된 연구에서는 알츠하이머병 환자 111명을 4년 반동안 조사했더니 정신적 자극을 유지하는 경우엔 병이 서서히 진행되었습니다. 남편이나 부모님과 신문이나 잡지 기사를 화제로 삼아 대화를 나누며 호기심을 자극해 주십시오. 떨어져 살고 있다면 전화나 메일이라도 좋습니다.

② 사회적 연결망을 가지고 있는지?

세계적인 의학잡지 [랜셋]에는 사회적인 네트워크 형성, 일, 지역활동, 동호회, 가족 등의 인간관계 상황과 치매 리스크 조사에 대한 데이터가 게재되어 있었습니다.

스톡홀름에 거주하는 고령자 1203명을 조사했더니, 3년간 176명이 치매에 걸렸습니다. 그들의 인간관계 범위 및 친밀도를 점수화해서 비교해 보니 네트워크 형성이 적은 무리의 발병률은 네트워크 형성이 잘 된 무리의 약 1.5배, 독신이나 혼자 사는 사람의 발병률은 커플로 사는 사람의 2배라는 수치가 나왔습니다.

이 결과에서 적극적인 사회참여나 가족에 대한 배려, 타인이 보고 있다는 긴장감 등의 중요성을 엿볼 수 있습니다. 사람과의 만남이 쉽지 않다면 정기적으로 외출할 곳이 필요합니다. 노인회나 건강체조, 걷기 동호회 등 우선은 지역 모임에 참가해 봅시다.

③ 복잡한 문장구조를 쓰는지?

켄터키 대학교 메디컬센터는 1990년부터 수녀들 678명의 협조를 얻어, 대규모 역학조사 [수녀·스터디]를 하고 있습니다. 수녀는 20세 전후에 수녀원에 들어와, 같은 환경에서 일상을 보내기에 다양한 질환에 대한 데이터가 쉽게 검증됩니다.

알츠하이머병에 관한 보고 중 20대에 처음 제출한 자기소개문 연구가 있습니다. 어휘가 풍부하고 복잡한 문장을 사용한 그룹과 심플한 문장으로 일관한 그룹으로 분류하였는데, 알츠하이머병에 걸린 사람 80%가 후자였습니다.

전자 그룹은 선천적으로 뇌기능이 활발하고, 질환 저항력도 높았을 가능성을 부인할 수 없습니다. 글을 쓰면 주의력이나 기억력이 단련되고, 표현에 고민을 하면서 감수성도 풍부해질 수 있습니다. 빨리 가족에게 일기 쓰는 습관을 권합시다. 자기역사를 정리해도 좋습니다. 하이쿠나 센류 동호회에 다니며 문장을 다루는 것도 뇌 자극이 됩니다.

④ 운동습관이 있는지?

'뇌 트레이닝' 운동 효과에도 관심이 높아지고 있습니다. 피츠버그 대학교에서는 120명 60세 이상인 남녀를 주 3회 걷기나 수영 등 유산소 운동을 한 그룹과 가벼운 스트레칭만 한 그룹으로 나눠, 1년간 관찰했습니다. 그러자 기억을 관장하는 해마가 전자에서는 2% 커지고 후자는 1.4% 작아졌습니다.

왜 이런 차이가 생겼을까요? 운동은 세포 신진대사를 촉진하는 '성장호르몬' 분비를 높이는 작용을 한다고 알려져 있습니다. 또, 운동을 하면 뇌 속 혈액 흐름도 좋아져, 산소와 영양이 골고루 전달됩니다. 상승효과로 신경 세포를 낳는 '신경간세포'가 활성화되는 것으로 볼 수 있습니다.

게다가 외출해서 태양빛을 받으면 피부에서 비타민D가 합성되는데, 이것은 우울증 예방에 빠지지 않는 영양소입니다. 우울증에 걸린 적이 있는 사람은 알츠하이머병 발병 위험이 높다는 연구 데이터가 있습니다. 우울증에 걸리면 신경전달물질 분비가 불안정해지기에 그것이 영향을 미치는지도 모르겠습니다.

중장년이 지속하기 쉬운 운동이라면 '걷기'입니다. 천천히 걸으면 효과가 적으므로 빠르게 걷기를 권합니다.

이렇게 치매 예방 포인트를 보면 요리가 여러 가지 조건을 만족시키고 있다는 것을 새삼 깨닫게 됩니다. 장보기, 조리, 뒷정리로 몸을 움직이고 메뉴를 생각하거나 쓸 때 머리를 사용합니다. 식탁은 가족이 모여 즐길 수 있는 중심 장소이며, 친구나 지인을 초대할 수 있어 네트워크 형성으로 이어집니다. 거기에 영양학 기초지식도 필요해 식문화, 식량문제, 지구환경 등 사회적 관심으로도 이어집니다.

뇌 건강을 지키는 브레인 푸드

가족이 요리를 시작했다면 뇌 활성화와 인지기능 개선에 정평이 난 식재료 즉, 브레인 푸드를 사용해 봅시다. 지금 가장 주목했으면 하는 식재료는 '코코넛 오일'입니다. 미국 여의사가 청년알츠하이머병에 걸린 남편에게 먹였더니 병 진행을 거의 억제할 수 있었다고 합니다.

서구에서 코코넛 오일은 슈퍼마켓에서 흔히 파는데 주성분은 식물유래인 '중사슬 지방산' 입니다. 버터처럼 사용할 수 있어 드레싱이나 카레 등에 섞거나, 식용유로 이용하는 등 폭넓게 활용할 수 있습니다. 미국에서는 오토밀에 두 스푼을 넣고 하루에 3번 섭취를 권장하기도 했습니다.

효능의 비밀은 중사슬 지방산에서 체내에 합성된 케톤체입니다. 본래 인간의 뇌는 당(포도당)을 에너지원으로 우선 사용하지만, 알츠하이머병에서는 포도당을 잘 연소시키지 못하는 증상이 나타납니다. '뇌당뇨병'이라 할 수 있는 상태입니다. 당뇨병 환자의 알츠하이머병 이환율이 높아지고 있습니다. 그 때문에 신경세포가 서서히 변성하여 마침내 괴사하고 말지만, 케톤체는 대체에너지로 사용할 수 있기에 세포가 변하는 것을 저지할 수 있습니다.

알츠하이머병에는 특효약이 없기 때문에 코코넛 오일의 작용은 획기적인 발견이라 해도 좋겠습니다. 똑같이 뇌 신경이 변성하는 파킨슨병에도 효과가 있을 듯합니다. 앞에서 소개했지만 케톤식食도

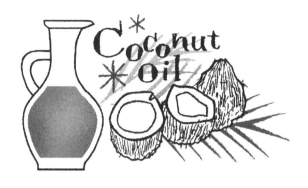

개선에 일조합니다.

이 외에 섭취를 권하고 싶은 지방은 차조기유, 들기름, 호두 등의 견과, 정어리, 전갱이, 고등어 등 등푸른 생선, 갑각류에 포함된 '오메가-3 다가불포화지방산'입니다. 동맥경화의 원인이 되는 중성지방을 줄이거나, 고혈압을 개선하는 효과도 큽니다. 호두가 기억력을 높이는 실험데이터도 있습니다. 또 엑스트라버진 올리브 오일의 매운 성분 '올레오캔탈'이 알츠하이머병에 의한 뇌 염증을 가라앉히고, 증상을 완화시킨다는 보고도 있습니다.

야채 속 미량영양소인 피토케미컬의 종목주는 쌀겨의 '페룰산'입니다. 국립병원기구 키쿠치병원 키무라 임상연구부장은 페룰산이 흥분성 주변증상을 누그러뜨리는 기능을 확인했으며 영양제도 손쉽게 손에 넣을 수 있습니다.

동맥경화를 악화시키는 혈액 속 호모시스테인산을 줄이는 데에는 녹차의 '카테킨'이 유효합니다. 도호쿠 대학교 조사에서는 1일 5잔

이상 녹차를 마신 사람은 뇌졸중 사망률이 낮은 것으로 밝혀졌습니다. 한편 카테킨에 인지기능을 회복시키는 효능이 있다는 것을 사가여자단기대학 하세가와 토오루 명예교수가 밝혀냈습니다. 찻잎을 요리에 사용하는 것도 추천합니다.

카레 가루의 노란 성분 '테메릭'에는 알츠하이머병의 원인 물질인 아드로이드β 단백질 결합을 저지하는 효능이 있다는 것이 쥐 실험에서 증명되었습니다. 카레를 늘 먹는 인도인의 알츠하이머병 발병률은 무려 미국인의 4분의 1입니다. 어쩌면 이것은 '테메릭' 파워 덕분일 것입니다.

마지막 예로는 레드와인의 '레스베라트롤'입니다. 미국 파인스타인 의학연구소 실험에서 와인이 아미로이드β 단백질 분해촉진작용과 활성산소를 제거하는 높은 항산화력이 있다는 것으로 판명되었습니다.

식재료가 갖는 건강 파워가 이렇게 과학으로 풀어질 때마다, 경험을 통해 건강재료를 발견해온 선인의 뛰어난 지혜에 머리를 숙이게 됩니다. 우리도 만들어서 먹고, 단란한 가정을 이루어, 치매가 얼씬도 못하게 합시다.

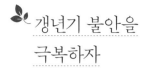

갱년기 불안을
극복하자

안티에이징에 도움이 되는 호르몬 보충요법

부조화의 원인은 자율신경의 혼란

인생 제2막을 맞이하는 갱년기, 의학적으로는 폐경 전후 약 10년
이 여기에 해당합니다. 일본 여성 평균 50.5세입니다.

갱년기에 들면 난소 기능이 서서히 떨어지고, 여성 호르몬인 에스
트로겐과 프로게스테론 분비가 급속하게 감소합니다. 폐경이 되면
거의 분비가 되지 않으며 몸의 대사 균형이 크게 변합니다. 이 새로
운 호르몬 환경에 잘 적응해 가는 것이 건강 장수를 실현하기 위한
중요한 포인트입니다.

이 시기에 여성의 절반 정도가 심신의 부조화를 자각한다고 합니
다. 일상생활에 지장을 줄 정도면 '갱년기 장애'로 치료가 필요한 상

갱년기 지수(SMI) 간단 체크표

당신의 증상이 갱년기장애에 해당하는지 체크해봅시다.

증상	강	중	약	없음	점수
① 얼굴이 달아오른다.	10	6	3	0	
② 땀을 많이 흘린다.	10	6	3	0	
③ 허리나 손발이 차다.	14	9	5	0	
④ 숨이 차거나 두근거린다.	12	8	4	0	
⑤ 잠들기가 어렵고 푹 자지 못 한다.	14	9	5	0	
⑥ 화를 잘 내고 초조해한다.	12	8	4	0	
⑦ 고민이 많고 우울해진다.	7	5	3	0	
⑧ 두통, 현기증, 구역질이 잦다.	7	5	3	0	
⑨ 쉽게 피곤하다.	7	4	2	0	
⑩ 어깨 결림, 요통, 손발에 통증이 있다.	7	5	3	0	
합 계					점

합계 점수별 평가	0~25점	이상 없음
	26~50점	식사, 운동에 주의
	51~65점	갱년기, 폐경으로 진단받음
	66~80점	장기적인 치료 계획이 필요
	81점~100점	각 과의 정밀검사, 장기적인 대응이 필요

코야마 다카오, 〈일본의사회잡지〉 제109권 P259~264(1993년)

태입니다. 가장 많은 증상은 얼굴이나 몸이 달아오르고 발한, 불면, 두통, 현기증, 냉기, 어깨 결림, 숨참, 두근거림 등 초조함이나 가슴

답답함 같은 기분 장애입니다.

앞에 언급된 증상은 자율신경의 혼란이 그 원인 입니다. 여성호르몬의 사령탑인 뇌하수체가 적어진 에스트로겐 분비를 무리하게 자극하면 '난포자극 호르몬FSH'을 과잉으로 방출하여, 그 옆의 자율신경중추가 자극되는 것입니다. 수치상은 20~30대에는 200~300pg/mL이였던 혈중 에스트로겐 양이 10pg/mL 미만이 되고, FSH 수치가 30mIU/mL 이상으로 높아졌다면, 갱년기에 접어들었다고 진단됩니다.

또, 40~50대 여성은 인생에서도 고비를 맞이합니다. 가정에서는 자녀들의 자립, 남편의 퇴직과 부부관계의 변화 등과 함께 부모를 돌보는데 더욱 힘이 들고, 일을 하고 있다면 관리직으로 책임을 지는 등 스트레스를 안고 있기 십상입니다. 심리적인 요인이 있으면 갱년기장애 증상이 보다 심해진다고 합니다.

첫 번째 선택지는 호르몬 보충요법HRT

갱년기 장애는 폐경 후 몇 년이 지나 몸이 호르몬 환경에 순응하면 틀림없이 나아지지만, 괴로울 때는 참지 말고 산부인과 갱년기 외래진료를 받으십시오. 치료로 가장 효과가 높은 것이 '호르몬 보충요법HRT' 입니다. 말 그대로 에스트로겐을 복용하여 보충하는 것으로 대략 40대 초반 여성호르몬 수치를 유지할 수 있습니다.

일반적으로는 30일간 에스트로겐을 투여하고, 그 사이 12일간은 프로게스테론도 함께 복용하는 '주기적 투여법'이 이용됩니다. 에스트로겐에는 자궁 내막을 두껍게 하는 작용이 있어, 적지만 자궁체암 위험이 높아질 수 있습니다. 그러나 프로게스테론을 사용하면 정기적으로 월경과 닮은 출혈이 일어나 자궁 내막이 깨끗이 청소되기에 그런 걱정은 없습니다.

이 외에 에스트로겐과 프로게스테론을 계속 복용하는 '지속병용 투여법'도 있습니다. 반년에서 1년 사이 자궁 내막이 수축하여 출혈이 없어져, 폐경 후 출혈을 번거롭다고 생각하는 사람에게 적합합니다.

이 외에도 질환으로 자궁을 적출한 사람이나, 60세 이상으로 골다공증 개선이 목표인 사람에게는 활성이 약한 에스트로겐을 단독 투여하는 방법도 권장됩니다. 프로게스테론은 먹는 약뿐이지만, 에스트로겐에는 먹는 약과 사용하기 쉬운 붙이는 약도 있습니다.

갱년기 장애는 기본적으로 에스트로겐 결핍이 일으키는 것이기에 HRT는 확실한 원인요법이라 말할 수 있습니다. 특히, 얼굴홍조 등 혈관계 증상이라면 2~3주 안의 빠른 개선을 실감할 것입니다. 숨참, 두근거림에는 프로게스테론이 효과를 발휘합니다.

우울 증상에 대해서는 갱년기 장애인지, 마음의 병인 우울증인지 의사라도 바로 구별이 안 됩니다. 단, 항우울제보다 HRT 쪽이 부작용이 적어 걱정되는 증상이 있다면, 우선 산부인과에서 HRT를 시험해 보시는 것이 어떨까 합니다. 갱년기 장애라면 몇 주만에 효과를 볼 수 있어, 갱년기 과정에 대한 정확한 설명을 듣고, 상담을 받는 것만으로도 마음이 가벼워집니다. 물론 정신과 치료가 필요하다고 판단되면 전문의를 소개받게 될 것입니다.

안티에이징(노화방지) 의료로 HRT(호르몬 보충요법)

HRT는 갱년기 장애 증상 유무에 상관 없이, 안티에이징을 위해서 받을 수도 있습니다. 에스트로겐은 임신, 출산 이외에도, 몸의 여러 가지 기능을 도와, 결핍을 보충하는 것으로 여성 건강 유지에 도움이 됩니다.

① 혈관 노화 방지

에스트로겐은 LDL(저밀도) 콜레스테롤을 줄이는 한편, HDL(고밀도) 콜레스테롤을 늘려 동맥경화를 막습니다. 동시에 혈관을 구성하는 콜라겐(단백질 일종) 합성을 돕고, 튼튼하게 하는 작용도 합니다.

② 뼈의 노화 방지

에스트로겐은 칼슘을 뼈에 흡착시키는 비타민D의 활성을 높입니다. 노화된 뼈를 분해, 흡수하는 파골세포의 증식을 억제하고, 새로운 뼈를 만드는 골아세포를 활발하게 하는 등의 작용으로 골량을 유지합니다.

③ 뇌의 노화방지

에스트로겐은, 뇌 혈류를 개선하고 신경세포의 네트워크를 원활히 하며, 세포를 상처 내는 활성산소를 제거하는 항산화력을 가져, 알츠하이머병에도 효과적입니다.

④ 피부의 노화방지

에스트로겐은 피부 탄력을 지탱하는 콜라겐 섬유 합성과 수분을 유지하는 히알루론산 생산에도 관여합니다. 탄력 있고, 윤기 있는 피부를 유지하는 데에도 도움이 될 것입니다.

⑤ 점막의 노화방지

에스트로겐에는 질의 촉촉함과 탄력성을 유지하는 작용도 합니다. 갱년기 이후 건조성 질염이나 성관계 시 고통으로 고민하는 여성이 적지 않습니다. 또 요도나 방광 저항력을 높이고, 요로 감염증, 요실금을 막아줍니다.

이 외에 에스트로겐은 근육량을 유지하고 내장지방을 줄입니다.

노화 방지를 위한 HRT(호르몬 보충요법)는 폐경 후 10년간 지속하는 것이 보통입니다. 건강보험도 적용되고, 좀 더 많은 여성이 활용했으면 하지만, 일본의 HRT 보급률은 미국의 약 40분의 1에 머물러 있습니다.

이것은 2002년 미국에서 실시된 HRT 대규모 실험[WHI]에서 유방암 발병 리스크가 26% 증가했다는 보도의 영향이 큰 듯합니다. 수치 상으로는 비율이 높다는 인상을 받습니다만, 일본 상황에서 말한다면, 만 명 중 8명 발병에서 11명으로 늘어난 수준입니다. WHI 피실험자는 평균 63세 이상에서, 비만이나 고혈압인 사람이 포함되어 있어 40~50대 일본 여성에게는 그대로 적용되지 않는다는 주장도 있습니다.

분명히 리스크가 전혀 없는 것은 아니지만, 유방암과 자궁체암은 정기 검진을 빠짐없이 받는 것으로 조기 발견이 가능합니다. HRT를 통해 산부인과 의사와 친밀한 관계를 만들다면, 건강관리에서도 든든할 것입니다. 라이프스타일, 심신 컨디션으로 HRT 장점과 단점을 판단해 주십시오.

다만, 에스트로겐이 악영향을 준다고 여기는 유방암, 자궁체암을 치료 중인 사람, 중증인 간질환자, 혈전이나 색전이 있는 사람은 HRT를 받지 못 합니다. 자궁근종, 자궁내막증도 에스트로겐에 의해 악화 될 가능성이 있기에 주의가 필요합니다.

한방약도 효과가 크다

한방약은 갱년기 장애 치료로 정평이 나 있습니다. 그 사람의 체질이나 생활환경, 증상 등을 종합적으로 살피고, 그 근거證에 맞춰 처방되기 때문에, 잘 맞으면 2~3주 안에 증상이 크게 나아질 것입니다.

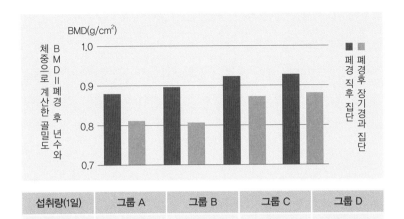

폐경 후 여성의 이소플라본 섭취에 따른 허리 골밀도 변화

BMD(g/cm²)

체중으로 계산한 골밀도
B M D = 폐경 후 년수와

■ 폐경 직후 집단
■ 폐경 후 장기 경과 집단

섭취량(1일)	그룹 A	그룹 B	그룹 C	그룹 D
이소플라본	35mg 이하	35~50mg	50~65mg	65mg 이상

폐경 후 여성에게 이소플라본 35~65mg을 6개월간 섭취시킨 실험에서 위 그래프와 같이 골밀도가 높아졌다.

소매카와 요시아키 등 미국 〈산부인과 과학〉(2001.1)

'당귀작약산'은 얼굴 홍조 등 혈관계 증상에, '가미소요산'은 가슴 답답함이나 불면증에 효과적이라 합니다. '계지복령환' '도핵승기탕' '온계탕' 등도 많이 사용됩니다.

그리고 식사나 영양보충제에서 적극적으로 섭취했으면 하는 것이 콩의 폴리페놀, 이소플라본입니다. 이소플라본은 분자 구조가 에스트로겐과 매우 닮아 있기 때문에 에스트로겐 결핍 증상을 완화시켜 줍니다.

에스트로겐이 감소해도, 신체에는 '아디포넥틴' '성장호르몬' 'DHEA-S' 라는 노화를 방지하는 3가지 호르몬이 갖추어져 있습니다. 이것들은 비만을 막는 식생활, 적당한 운동, 양질의 수면을 마음에 새긴다면 충분히 유지할 수 있습니다. 하지만 포기하는 순간에 노화가 찾아옵니다.

갱년기는 후반기 삶의 새로운 장입니다. 매일 긍정적으로 즐기는 마음의 젊음이야말로, 무엇보다 좋은 처방입니다.

마음의 병으로 착각하기 쉬운, 스트레스가 원인인 부신피로

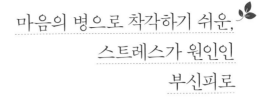

스트레스가 일으키는 호르몬 이상

"선생님, 설마 제가 우울증인가요?"

진찰실에서 환자가 이런 불안감을 호소하는 일이 있습니다. 특히, 40~50대는 공적이든 사적이든 모두 책임이 무거운 세대입니다. 거기에 갱년기라도 겹쳐지면 마음의 병으로 걱정하는 것도 무리는 아닙니다. 그런 분에게 부디 알아두었으면 하는 병이 있습니다.

'아드레날린 피터그' 즉 부신피로입니다. 익숙치 않은 병명일 것입니다. 스트레스에 의해서 부신 기능이 현저하게 저하되고, 호르몬 분비가 막혀, 심신에 여러 가지 영향이 미치는 내과적 질환입니다. 첫 번째 증상은 만성적으로 피로가 축적되어 회복되지 않는 것입니다. 아침에 일어나지 못 하고, 일을 진척시키지 못하며, 기분이 처지는

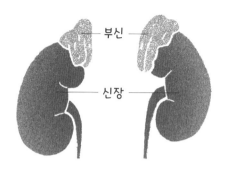

부신 위치와 모양

- 부신
- 신장

등 모두 우울증 증상과 매우 닮아 있습니다. 갱년기에 관계없이 어느 세대에도 일어날 수 있는 증상입니다.

실은 이 병은 의사 사이에서도 거의 알려져 있지 않습니다. 저도 2011년, 오이타현에서 열린 〈안티에이징 수뇌회의 in 유후원〉에서 처음으로 상세하게 확인할 수 있었습니다. 각 국에서 안티에이징 의학에 권위 있는 약 20분이 초대되었습니다.

동일본대지진과 원전사고로 큰 사회적 스트레스를 안고 있는 사람에게, 안티에이징 의료가 완수해야 하는 역할을 묻는 회의였습니다.

거기에서 부신피로에 대해 경종을 울린 것은 미국을 대표하는 자연요법의학의 대가 제임스 윌슨 박사였습니다. 미국에서는 스트레스를 원인으로 부신피로를 겪는 사람은, 우울증으로 의심되는 사람의 80%에 미친다고 합니다. 그러나 의사의 이해 부족 때문에 대다수가 적절한 진단과 치료를 받지 못 한 채 병원을 전전하게 된다고 합니다. 일본에서도 많은 잠재 환자가 있음이 틀림없습니다.

'부신'이란 신장 위에 있는 한 쌍의 작은 장기입니다. 생명 활동의 유지, 조정 작용을 하는 12종의 호르몬을 생산하는 중요한 기관입니다. 부신이 스트레스를 느꼈을 때에 분비되는 호르몬이 '아드레날린'과 '코르티솔'입니다.

아드레날린은 원래 동물이 천적을 대면하는 등 강한 스트레스를 받았을 때, 뇌 교감신경에서 부신수질 신경으로 지령이 도달되면 순식간에 방출됩니다. 이것에 의해 전신 신경과 근육이 활성화되어, 급히 도망가거나 싸우거나 할 수 있게 되는 것입니다.

한편 코르티솔은 일, 공부, 운동 등 여러 가지 상황에서 집중력, 판단력, 순발력을 발휘하는 숨은 실력자입니다. 뇌 시상하부에서 뇌하수체, 부신피질 순으로 자극호르몬이 도달해 분비됩니다. 이 두 가지 투쟁계 호르몬이 없다면, 인간이 수만 년의 생존 스트레스를 극복하는 것은 불가능했을 것입니다.

그러나 현대 사회에서는 스트레스의 질이 완전히 달라졌습니다. 육체노동이 줄고 수험, 취업활동, 간호, 업무량, 인간관계 문제 등 늘 정신적인 긴장을 늦추지 못합니다. 게다가 거기에 혈육을 잃는 큰 쇼크가 겹치는 경우도 있습니다. 부신은 이런 스트레스를 이겨내기 위해 호르몬 방출을 지속적으로 요구받게 됩니다. 그 결과 코르티솔이 과잉으로 분비되어 한계에 도달하고 필요한 양조차 내보낼 수 없게 됩니다.

우울증과의 구별법

다음 페이지에 부신피로 징후와 증상을 정리한 체크리스트를 준비했습니다. 짚이는 데가 있으십니까? 생각이 정리되지 않고, 기억이

부신피로 체크리스트

다음 증상 중 복수에 해당하는 경우는 부신피로 가능성이 있습니다.

- [ ] 오전 10까지 일어나지 못한다.
- [ ] 푹 자도 피로하다.
- [ ] 짜고 매운 음식이 몹시 먹고 싶다.
- [ ] 권태감이 지속되며, 무엇을 하기에 겁이 난다.
- [ ] 일상적인 일도 이전보다 노력이 필요하다.
- [ ] 일을 오랜 시간 할 수 없다.
- [ ] 성욕이 없어진다.
- [ ] 사소한 일에 안절부절 못 한다.
- [ ] 병이나 상처 회복이 더디다.
- [ ] 일어날 때 머리가 핑핑 돈다.
- [ ] 인생이 허무하다.
- [ ] PMS(월경전증후군)가 악화된다.(손발 부기, 두통, 하복부 통증, 불안, 화 등)
- [ ] 커피, 콜라, 초코렛이 몹시 당긴다.
- [ ] 생각이 정리되지 않고 멍하다.
- [ ] 요 며칠 기억이 잘 나지 않는다
- [ ] 저녁식사 후 겨우 기력이 생긴다.

참조 : 제임스 L 윌슨,《의사도 모르는 부신피로》

모호한 것은 부신피로가 생기기 전, 스트레스로 코르티솔 과잉 분비가 계속되는 시기에 일어나는 징후입니다. 이것은 코르티솔이 뇌 속에서 단기기억을 관장하는 해마 신경세포를 상처내기 때문입니다. 병이나 상처 회복에 시간이 걸리는 것도 역시 코르티솔이 면역세포인 백혈구 활동을 억제하는 것이 원인입니다.

그 밖에는 코르티솔 부족을 나타내는 부신피로 증상입니다. 우울증과 다른 특징이 있기에 확인해 둡시다.

우선 하루 중 몸 컨디션에 기복이 있습니다. 우울증에서는 컨디션이 좋아지는 경우는 거의 없지만 부신피로에서는 식후, 특히 저녁 식사 후부터 밤늦게까지 코르티솔 분비가 높아짐에 따라 기력이 생기는 사람이 많습니다.

또 우울증은 증상이 진행되면, 자신을 부정하는 감정이 점점 커져 '자살 욕구'을 가지는 경우가 있습니다. 부신피로에서는 노력하지 않는 자신이 싫어서 기분이 다운되어도 다시 일어나려는 기분이 더 강합니다.

음식의 기호가 바뀌는 것도 하나의 포인트입니다. 양념이 진한 요리나 염분이 많은 스낵과자에 손이 갑니다. 한편으로 칼륨이 풍부한 바나나, 아보카도, 무화과, 토란 등을 많이 섭취하면 속이 좋지 않습니다.

체액이나 혈액 중에는 나트륨(염분)과 칼륨 농도 밸런스가 일정하게 유지될 필요가 있어, 코르티솔에 의해 여분의 칼륨이 소변으로 배출됩니다. 그러나 부신피로인 사람은 그 기능이 쇠약해져 고칼륨 또는 저나트륨 경향이 있습니다. 몸이 농도 밸런스를 맞추기 위해 염분을 원하게 되는 것입니다.

윌슨 박사는 부신피로의 정확한 판단에는 아침과 저녁 2번 혈액 아니면 소변, 타액 속 코르티솔 농도 측정이 필요하다고 말합니다. 유감스럽게도 일본 의료 현장에서는 부신피로가 그 정도로 인식되어 있지 않기에 검사에 대응할 수 있는 병원은 아직 적을 수 밖에 없습니다. 하지만 생활습관과 식생활 개선으로 확실히 좋아지는 병입니다. 빠르면 3개월, 증상이 심한 사람이라면 2년 이내에 개선됩니다.

누구라도 가능한 9가지 개선법

그럼, 그 구체적인 개선법을 소개합니다.

① 스트레스를 줄이기 위해서

노트를 준비해서 여러분을 행복하게 해주는 'Good', 사랑하는 사람이나 애완동물과 보내는 시간, 균형 잡힌 식사, 취미 등을 구체적으로 써 내려갑니다. 다음은 여러분을 불쾌하게 만드는 'Bad'에는 함께 있으면 피곤한 사람, 서투른 일, 기분이 우울해지는 사고 패턴, 과도한 음주 등이 속합니다. 그리고 각각 써낸 상위 5가지에 표시를 달아주십시오.

이것으로 내일부터 늘려야만 하는 'Good'한 것과 줄여야만 하는

'Bad'한 것이 명확해졌습니다. 조금씩 행동을 고쳐가는 것으로 마음이 가벼워집니다. 'Bad'한 것을 줄이는 것이 어렵다면 신뢰할 수 있는 가족이나 친구에게 상담합시다. 전문가에게 인지행동요법(근거 없이 모든 일을 비관적으로 생각하는 경향이 강한 사람에 대해 카운슬링을 통해 낙관적이고 긍정적인 해석을 다양하게 제시하여 행동을 수정하도록 돕는 요법) 지도를 받는 것도 효과가 있습니다.

② 긴장 완화법을 찾는다

천천히 깊게 복식호흡을 하면 뇌에서 a파가 나와 긴장을 풀어줍니다. 혼자서도 연습할 수 있지만 요가, 태극권, 단전호흡 교실 등에 다니는 것도 좋습니다.

③ 수면시간을 반드시 확보

건강한 사람은 하루 활동에 대비해 이른 아침에 코르티솔 분비가 높아지지만, 부신피로인 사람은 이것이 잘 되지 않습니다. 아침에 일어나지 못 하는 것은 이 때문입니다. 만약 가능하다면 9시까지 늦잠을 자십시오. 그것이 힘든 경우라도 즐거운 일을 떠올리고 기분이 좋아지고 나서 침대에서 나옵니다.

저녁 10시 반에 취침합시다. 야간은 비교적 코르티솔이 안정적으로 컨디션이 좋아져 무심결에 집안일이나 업무를 정리하고 싶어지지만, 무리를 타면 다음 날 컨디션은 최악이 되고 맙니다. 나을 때까지

게을러지십시오. 또, 하루 중에 피로감이 최대가 되는 시간에는 소파에 30분 정도 누워 부신을 아껴줍니다.

④ 염분을 효과적으로 섭취한다

고칼륨, 저나트륨 경향을 개선하기 위해 고혈압 등으로 의사가 제한하도록 지시하지 않은 한, 염분은 적절히 섭취합니다. 반대로 칼륨이 많은 과일은 삼가고, 항산화작용이 있는 피토케미컬이 듬뿍 포함된 녹황색채소를 적극적으로 섭취합니다.

⑤ 설탕은 철저하게 먹지 않는다

코르티솔은 혈당치를 안정시키는 작용을 하기에, 부족하면 저혈당을 불러옵니다. 그래서 단 음식이 먹고 싶어지는데 케이크나 찹쌀떡 등 단순당질은 주의가 필요합니다. 장 흡수가 빠르고 인슐린을 과다하게 분비하기 때문에 바로 저혈당으로 돌아오는 악순환이 되고 맙니다. 정제되지 않은 현미나 통밀 빵 등 흡수가 느린 탄수화물로 에너지를 확보합니다. 미네랄, 질 좋은 식물성 단백질도 함께 섭취할 수 있습니다.

⑥ 질 좋은 지방과 단백질을

호르몬의 성분은 지방에서 합성된 콜레스테롤입니다. 불포화지방산인 식물성 기름(참깨, 올리브, 홍화, 차조기 등)이 필수입니다. 간식으론 아몬드, 호두 등 견과류를 섭취해 주십시오.

단백질은 세포 활성 촉진에 빠뜨릴 수 없는 영양소입니다. 어패류, 지방이 적은 고기, 유제품 등을 메뉴에 추가해 주십시오.

⑦ 커피와 초콜릿은 참으세요

커피에 포함된 카페인과 초콜릿에 포함된 테오브로민은 부신을 자극하기 때문에 일시적으로 컨디션이 좋아집니다. 생각 없이 너무 많이 먹으면 부신에는 커다란 부담이 되기에 삼가합시다.

⑧ 비타민 영양보충제를 먹는다

비타민B 군과 비타민C는 부신에서 호르몬이 만들어질 때, 없어서는 안 되는 영양소로 대량으로 필요합니다. 다시 생길 때까지 영양보충제로 보충합시다.

⑨ 한방약이라면 감초

감초에는 코르티솔 효과를 지속시키는 효능이 있습니다. 한의원에서 얻을 수 있으니, 상담해 주세요. 생강에도 같은 효과가 있으니 양념 등에 활용해 줍시다.

자각증상이 있는 분, 스트레스가 쌓여 걱정이 되는 분은 빨리 이 방법을 시험해 보십시오. 현재 우울증 치료를 받고 계신 분 중에 '나는 부신피로일지도 모르겠다.'라고 생각되는 경우에는 의사와 상담해 보십시다. 감초 복용에는 전문가의 조언이 필요하지만, 그 외에는 부작용 걱정이 없기 때문에 같이 실행하는 것이 가능합니다. 인생을 밝고 긍정적으로 사는 것이 건강장수에 가장 중요합니다.

3장

건강수명을
늘리는
영양학

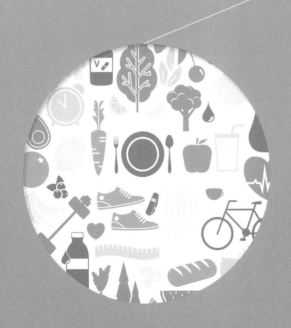

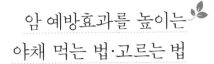

암 예방효과를 높이는
야채 먹는 법·고르는 법

야채를 섭취해서 암을 예방하는 프로젝트

"암이나 심장병 등의 다양한 만성질환은 육식중심의 잘못된 식생활이 만들어낸 '식원병食原病'이며, 약으로는 고쳐지지 않는다."

이는 1977년 미국에서 발표된 〈맥거번 보고서〉 결론에 해당하는 한 구절입니다.

1960년대 후반에서 1970년대 미국에서는 암을 필두로 심장병, 뇌경색 등의 생활습관병이 급증하고 국민의료비 증대로 국가 재정이 바닥 직전이었습니다. 정부는 우선 암의 조기 발견과 치료기술 개발을 목표로 방대한 예산을 쏟아 부었지만, 암에 걸린 사람은 계속 늘어나고 사망률은 줄어들지 않았습니다. 그래서 전략을 '치료'에서 '예방'으로 옮기기 위해서, 미국인의 식생활을 철저히 조사, 분석했던 것

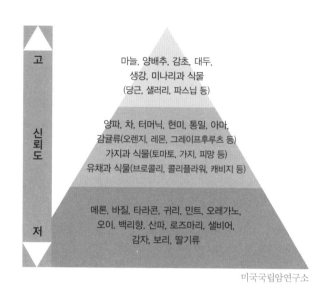

고

신뢰도

저

마늘, 양배추, 감초, 대두,
생강, 미나리과 식물
(당근, 샐러리, 파스닙 등)

양파, 차, 터머릭, 현미, 통밀, 아마,
감귤류(오렌지, 레몬, 그레이프후루츠 등)
가지과 식물(토마토, 가지, 피망 등)
유채과 식물(브로콜리, 콜리플라워, 캐비지 등)

메론, 바질, 타라콘, 귀리, 민트, 오레가노,
오이, 백리향, 산파, 로즈마리, 샐비어,
감자, 보리, 딸기류

미국국립암연구소

입니다. 정식 명칭은 〈미합중국 상원 영양문제특별위원회 보고서〉입니다. 위원장 죠지·S·맥거번 상원의원의 이름을 따 일반적으로 〈맥거번 보고서〉라 부르며, 식생활이나 영양 편중에 의해 병이 발생하는 것을 지적한 첫 공식 보고서로 평가받고 있습니다.

이 조사 결과를 받아, 미국 국립암연구소[NCI]는 [푸드 디자인 프로젝트]를 만들고, 1990년에 암 예방으로 유효한 식물성 식품 약 40품종을 선정, 이 품목을 적극적으로 섭취하도록 권장했습니다. 이것이 위의 표 내용입니다. 상위에 위치하는 식품일수록 암세포 증식 억제 작용 등 암 예방에 유효하다는 논문이 지배적이며 근거가 분명합니다.

오해받기 쉽지만 약 40 품종의 야채나 과일, 곡물을 같은 조건하에서 비교 검토한 것은 아니기에 마늘이 암에 가장 효과가 높다는 의미는 아닙니다. 어디까지나 마늘에 관한 연구와 정보량이 많아 신뢰할 수 있다는 뜻입니다. 그렇기에 NCI는 특정 식품에 치우치지 않고, 약 40 품종을 균형에 맞추어 먹기, 그리고 '5 A DAY', 매일 5접시 이상 야채 먹기를 장려하여, 암 예방 효과를 높이고 있습니다.

한편, 일본 후생노동성이 '건강 일본 21' 프로젝트에서 장려하는 야채 섭취량은 1일 350g(그중 녹황색 채소는 120g)이며, 그 밖에 과일도 200g 섭취를 권장합니다. 그러나 2010년 국민건강·영양조사에 의하면 야채 평균 섭취량은 268g(그중 녹황색 채소는 88g) 과일은 102g이기 때문에, 아직 만족할 수 있는 수치는 아닙니다. 유감스럽게도 일본인 암 이환율은 계속 증가하고 있습니다.

야채 유효성분 '피토케미컬'에 주목

그럼, 왜 야채는 암이나 생활습관병 예방에 유효한 것일까요?

주목해야 할 것은 야채나 과일에 함유된 피토케미컬이라는 성분입니다. 피토Phyto는 그리스어로 식물, 케미컬Chemical은 화학물질입니다. 이미 1000 종류 넘게 확인되고 있습니다.

영양학에서 말하면, 몸의 구성성분이나 에너지가 되는 단백질, 탄수화물, 지방이 3대 영양소입니다. 대사를 돕는 비타민과 미네랄을 포함하면 5대 영양소로, 식물섬유가 6번째 영양소입니다. 피토케미컬은 7번째인 미량영양소에 해당됩니다. 자주 듣는 폴리페놀, 플라보노이드, 카로티노이드 등은 피토케미컬을 분자 구조별로 분류한

용어입니다. 그 대표적인 기능을 소개합시다.

① [활성산소]를 무독화하는 항산화 작용을 가진다.

식물이 광합성을 할 때나 자외선을 받을 때 유전자를 상처 내는 활성산소가 발생됩니다. 이것을 무독화하는 항산화력이 높은 피토케미컬을 풍부하게 갖추고 있습니다.

② 면역력을 높인다.

면역세포는 체내에 침입한 세균이나 바이러스 등의 병원체를 공격, 제거, 병원체에 감염된 세포나 암이 되는 등 이상을 일으키는 세포를 처리하는 것으로 몸을 지킵니다. 대부분의 피토케미컬은 면역세포에 결합되어, 활성화되는 기능을 가지고 있습니다.

③ 항염증작용이 있다.

염증이나 발열은 면역세포가 병원체와 유리하게 싸울 수 있게 증식을 억제하기 위해 일으키는 일종의 생체방어반응입니다. 조직에 상처가 남지만 피토케미컬에는 염증을 가라앉히거나, 상처 복원 기능이 존재합니다.

이 외에 대부분의 식물은 유해한 세균이나 바이러스, 박테리아 등의 증식을 억제하거나 살상하는 정균, 살균 작용을 합니다. 또 신진대사를 활발하게 하는 자율신경을 조정하는 호르몬분비의 균형을 유지하는 등 고마운 효능을 가진 피토케미컬이 연이어 발견되고 있습니다.

항암작용이 강한 것은 유채류 야채

피토케미컬은 식물이 자기를 지키기 위해 만들어내는 성분입니다. 자외선을 받거나 해충이나 병원체에 공격받아도 도망갈 수 없기 때문에 그것들에 대항하거나 조직을 재생하는 기능이 진화한 것입니다. 광합성에 의해 에너지를 생산하는 식물의 기능도 동물에는 없습니다. 성장을 촉진하는 화학물질이 풍부하며, 특히 새싹에는 안티에이징에 도움이 되는 성분이 충분이 포함되어 있습니다.

피토케미컬 중에서도 최근 화제가 되고 있는 것은 양배추, 브로콜리, 콜리플라워, 소송채, 고추냉이 등 '유채과' 야채에 포함된 유황함유화합물입니다. 매운맛이나 쓴맛의 기본이 되는 성분으로, 세포벽이 무너지면 화학반응을 일으켜 이소티오시아네이트류로 변환됩니다. 강력한 면역강화작용과 항암작용을 하는 것으로 증명되었습니다. 암세포는 증식할 때 산소나 영양을 얻기 위해 모세혈관을 둘러싸는데, 이소티오시아네이트류는 이것을 억제하여 암 침윤을 막습니다. 유채과 중에서도 녹황색 채소인 브로콜리는 바이러스 감염에 저항하는 체내 화학물질인 인터페론을 활성화합니다. 또한 위암의 원인인 필로리균이나 자궁경부암을 일으키는 인유두종 바이러스 등에 강한 저항력을 가지고 있습니다.

색이 다른 야채를 조합해서 영양 밸런스를 UP!

1000종이 넘는 피토케미컬의 효능은 실로 다채롭습니다. 한 가지로 섭취하기보다 여러 가지 조합해 섭취하는 쪽이 효과를 높일 수 있기에, 가능한 한 많은 종류를 섭취하는 것이 중요합니다.

그 기준이 되는 것이 야채, 과일, 곡물, 버섯, 해조류를 포함한 식물성식품의 '색色'입니다. 영양소는 동시에 색소이기에 식탁이 컬러풀한 만큼 밸런스가 맞춰집니다. P161의 표처럼 빨간색, 초록색, 노란색, 흰색, 보라색, 갈색, 검정색의 7가지 색 레인보우 푸드를 고려해 식단에 넣읍시다.

피토케미컬은 식물이 외부와 접하는 부분인 껍질에 풍부하게 포함되어 있기에, 유기농으로 재배한 것을 선택하고, 가능한 한 통째로 먹어야 합니다. 곡물이라면 정제되지 않은 것을 추천합니다.

또 다른 한 가지는 칼로리는 줄이고, 피토케미컬, 비타민, 미네랄

레인보우 푸드

식품 종류가 늘어나는 만큼 여러 가지 영양소를 균형 있게 섭취할 수 있습니다. 그 기준으로서 7가지 색의 식재료가 식탁에 오를 수 있도록 메뉴를 정합시다.

하얀색 – 양파

유황함유화합물 사이클로알리인은 인슐린을 활성화시키며, 혈당 컨트롤에 도움이 됨. 케르세틴은 혈관과 혈액을 깨끗하게 함.
★ 단마, 마늘, 콜리플라워, 무, 순무, 죽순 등

빨간색 – 토마토

빨간 색소는 비타민E가 100배인 항산화력을 가진 리코펜. 열에 강하고 어떤 조리법으로도 효능이 잘 떨어지지 않음. ß–카로틴도 풍부.
★ 사과, 빨간 피망, 당근, 빨간 고추, 딸기, 수박, 라즈베리, 앵두 등

보라색 – 가지

칼륨은 체내 미네랄 밸런스를 조정하고, 고혈압을 방지. 당분 흡수를 낮춰 클로로겐산과 눈 피로에 효과가 좋은 안토시아닌을 포함.
★ 블루베리, 보라 양배추, 보라 양상치, 팥, 붉은 차조기, 포도, 석류, 무화과, 고구마 등

초록색 – 소송채

아미노산계의 글루타티온에 항산화작용과 암 억제작용이 있음. 글루코시놀레이츠는 간기능을 높이고, 유해물질 해독을 촉진.
★ 키위, 브로콜리, 시금치, 피망, 푸른 차조기, 양배추, 파슬리, 아스파라거스, 케일 등

갈색 – 우엉

계면활성작용을 가진 사포닌에는 살균, 지방분해효과가 있음. 혈중의 나쁜 콜레스테롤(LDL)과 결합해 혈액을 깨끗이 함.
★ 아몬드, 느타리버섯, 잎새버섯, 호두, 깨, 현미, 낫또, 표고버섯 등

노란색 – 호박

ß–카로틴과 크산토필의 항산화작용으로 발암을 억제. 씨에 포함된 리그난은 항산화, 항염증, 여성호르몬의 밸런스 조정효과가 있음.
★ 노란 파프리카, 생강, 심황, 그레이프 후르츠, 레몬, 유자, 파인애플, 망고, 바나나 등

검정색 – 검은깨

피토케미컬의 깨 리그난은 항산화작용 외에 간 기능 개선, 혈압이나 나쁜 콜레스테롤(LDL)을 낮추고 당대사 촉진 등에 도움이 됨.
★ 검은콩, 흑미, 곤약, 김, 톳, 미역, 다시마, 큰실말, 목이버섯, 프룬 등

을 섭취하는 것입니다. 미국생활습관의학회 이사 죠엘 파먼 박사는 섭취한 음식물을 분모로, 미량 영양소를 분자로 해서 나눠 그 값이 클수록 건강효과가 증진된다고 보고하고 있습니다. 즉, 같은 양의 야채를 먹는다면 당분이나 지방분이 많은 드레싱을 뿌린 샐러드보다, 그대로 믹서기로 간 야채주스가 낫다는 것입니다. 현미와 백미를 비교하면, 배유의 탄수화물량인 칼로리는 같지만 비타민B1, 마그네슘, 이노시톨, 토크페롤, γ오리자놀, 페룰산은 현미가 백미의 2.5~6배 많습니다. 진정작용이 있는 신경전달물질 감마아미노낙산은 현미의 배아 부분에만 들어 있습니다. 계산할 필요도 없이 현미의 효능이 우세합니다.

그렇다면 마지막으로 피토케미컬 효능을 높이는 비결을 알려드리겠습니다. 바로 '몸에 좋다!'고 믿고 야채를 먹는 것입니다. 결코 이상한 게 아닙니다. 임상용 치료에서는 진짜 약과 가짜 약(약리적 영향이 없는 유당 등) 중 하나를 피실험자에게 알리지 않고 복용하게 했지만, 가짜 약을 복용했던 사람에게도 증상의 개선 등 일정한 효과가 인정되었습니다. '플라시보 효과'로서 임상적으로 증명되고, 학회에서도 진지하게 검토되고 있습니다.

'병은 마음먹기에 달렸다'고 말하듯 '건강도 마음먹기에 달렸다'고 할 수 있습니다. 건강하고, 피부도 탄력있게 되는 등 '되고 싶은 자신'을 그리며 맛있게 즐겁게 먹읍시다.

음식 우등생인 발효식품을 내 편으로 만들자!

미생물의 파워로, 장 환경과 면역력을 UP!

된장이나 간장, 일본술, 요리술, 가츠오부시 등 일본 식문화를 지탱해온 발효식품입니다. 그 밖에도 낫또, 절임, 젓갈, 김치, 요구르트, 치즈, 빵, 홍차, 우롱차, 맥주 등 너무 많아서 일일이 셀 수 없습니다.

발효란 미생물이 식품에서 영양을 섭취하여, 대사과정에서 새로운 성분을 만들어내는 것입니다. 원리로서는 '부패'와 똑같으나, 결과로서 만들어진 새로운 성분이 인간에게 있어 맛있고 유익하면 '발효', 유해하고 먹을 수 없다면 '부패'라 부릅니다.

발굴조사에 의하면 된장의 원형 '장'은 8000년 전이나 옛 고대 중국에서, 와인도 같은 시기 남 코카서스 지방에서 만들었음이 확인되었습니다. 선인들은 우연한 산물에서 경험적으로 발효기술을 습득하여, 더 맛있게, 더 몸에 좋게 키워왔던 것입니다. 미생물의 기능으로서는 아래 6가지가 있습니다.

① 식재료가 본래 가지고 있는 영양소를 몸에 흡수가 쉬운 형태로 분해한다.
② 분해된 영양소가 새로운 효능을 생산해낸다.
③ 미생물 작용으로 전혀 새로운 영양소가 생긴다.
④ 식재료 성분의 독성을 낮춘다.
⑤ 부패균 증식을 억제하고, 식품 보존성을 높인다.
⑥ 독특한 맛을 낸다.

①~⑤는 우리 장 속에 살고 있는 좋은 균이 하고 있는 작용과 거의 비슷합니다

발효식품 대부분에 포함되어 있는 유산균은 좋은 균의 대표격이기에 살아 있는 채로 장에 도달하여 나쁜 균 증식을 억제하고 장 환경을 개선합니다. 감염성 장염을 예방하거나, 설사나 변비를 완화시키는 효과가 큽니다. 동시에 장에 모여 있던 면역세포를 활성화하고, 병원체나 암에 대한 저항력도 높여줍니다. 발효식품은 대체로 영양 밸런스에 뛰어난 저지방으로 자주 먹는 지역의 사람들은 뇌나 혈관 연령이 젊으며, 건강장수를 유지하는 것으로 알려졌습니다.

간 해독기능을 확실하게 서포트한다

하나 더 착안해야 할 점은, 간의 해독기능 증진 효과입니다. 현대 식생활에서는 식품첨가물이나 잔류농약, 화학조미료 등 여러 가지 화학물질 섭취량이 급속하게 늘어나고 있습니다. 물론 하나하나는 나라가 정하는 안전기준을 지키고 있습니다만, 몇십 년이나 복합적으로 계속 섭취했을 경우의 영향에 대해서는 확실한 임상데이터가 없습니다. 토양을 오염시키는 유기 수은이나 다이옥신, 방사선물질 등의 유해물질도, 먹이사슬을 통해 몸으로 들어올 가능성이 있습니다. 게다가 중장년이 되면 생활습관병 등으로 의사가 처방한 약을 상시 복용하는 사람도 많아집니다.

이렇게 체내에 들어온 화학물질 처리를, 최전선에서 담당하고 있는 것이 '간'입니다. 간은 몸에서 가장 큰 장기로, 횡격막 아래, 복부 중심보다 우측에 위치합니다. 성인의 간은 1~1.5kg 정도로 동맥과 정맥, 문맥이라는 혈관이 있습니다. 위장이나 췌장, 비장 등 복부 장기의 혈액은 심장에 돌아오기 전에 반드시 간을 거칩니다. 화학공장이라는 다른 이름을 갖고 있을 만큼 다채로운 기능을 하고 있는 간의 대표적인 역할은 다음 5가지입니다.

① 대사 소화기관에서 도달한 영양소를 몸의 각 기관이 필요로 하는 형태로 변환합니다.

② 에너지 저장 여분의 포도당을 글리코겐으로 바꿔 저장하고,

필요에 따라 각 기관에 공급합니다.

③ 담즙 생산 콜레스테롤과 담즙산 등을 원료로 담즙을 만듭니다. 담즙은 지방의 소화를 돕는 외에, 오래된 적혈구나 유해한 화학물질과 결합하여 배출됩니다.

④ 요소 생산 세포의 에너지 대사에 동반해서 발생하는 유해한 암모니아를 해가 적은 요소로 바꾸어 신장에서 배출시킵니다.

⑤ 인체에 유해한 물질을 분해하여 독성을 없앱니다.

③과 ⑤에 대해서는 정확히 24시간 내내 기능한다고 말할 수 있습니다.

간은, 예를 들면 생체 간이식 기증으로 반 이상을 제거해도 반 년 남짓이면 원래 크기로 재생될 만큼 튼튼한 기관입니다. 단, 이상이 생겨도 통증 등 자각증상이 거의 나타나지 않기에 병을 알아차리기 어려워 '침묵의 장기' 라고도 불립니다. 일본 건강검진학회 조사에서는 건강검진으로 간 기능 이상이 발견되는 비율이 1984년 9.6%, 2012년 32.4%로 급증하는 것으로 나타났습니다.

종래에는 알코올 과다섭취나 바이러스 감염에 의한 사례가 거의 대부분이었지만, 근래는 술을 마시지 않는 사람이 간염에 걸리는 '비알코올성 지방간염NASH'이 늘고 있습니다. 이것은 간 속에 중성지방이 쌓여 '지방간'이 되고 여기에 산화스트레스 등이 더해져 만성적인 염증을 일으키는 것으로 간경화나 간암으로 진행될 가능성도 있습니다. 제 생각으로는 현대인의 생활은 간에 상처를 입히기에 좋습니다.

간의 해독 작용은, 유해물질을 화학 반응에 의해 독성을 없애는 1단계와 독성이 없어진 물질을 담즙과 결합시키는 2단계로 되어 있습니다. 담즙은 소장으로 방출되고 그대로 대변에 섞여 배설됩니다.

1단계에서 필요한 영양소는 엽산, 비타민B_3, B_6, B_{12}, A, C, D_3, E, 칼슘, 시트러스바이오플라보노이드*, 케르세틴** 등입니다. 2단계에서는 칼슘D, 글루카레이트,*** 아미노산(L글루타민, L로이신, 글리신, L카르니틴, 타우린), MSM**** 등이 사용됩니다.

간 기능을 지키기 위해서는 이들 영양소를 충분히 섭취하지 않으면 안 됩니다. 다행히도 누룩균을 활용한 된장이나 간장, 소금누룩, 낫또균을 사용한 낫또 등은 비타민B군과 아미노산류 함유량이 다른 것에 비해 높습니다. 야채 절임이나 가츠오부시 등으로 비타민C나 피토케미컬, MSM 등을 보충할 수 있기에 함께 드시면 '범에게 날개'를 달아주는 격입니다.

발효식품은 미생물이 증식되기 적당한 조건으로, 거기서 생기는

---

* 비타민P의 일종. 레몬 등 감귤류가 함유하는 피토케미컬
** 비타민P의 일종. 감귤류, 양파, 메밀 등이 포함하는 피토케미컬
*** 사람 몸속이나 오렌지, 사과, 브로콜리 싹, 브로콜리, 양배추 등 과일이나 야채에 포함되어 있으며, 발암물질이나 독소 등의 해독 강화를 한다.
**** 메틸설포닐메탄, 천연유황성분으로 야채, 과일류, 고기, 생선 등 많은 식품에 미량으로 포함되어 있다.

성분 또한 천연입니다. 간에 부담을 줄 걱정은 없습니다. 또 특유의 맛 덕분에 화학조미료를 첨가할 필요가 없다는 것도 주요합니다. 식단에서 가공식품을 철저하게 줄이고, 대신에 발효식품을 늘립시다. 이것만으로도 피폐해진 장기를 개선시키는 것이기에, 실로 간단하고 확실한 식생활개선법이라고 할 수 있습니다.

매일 먹으면 좋은 권장 발효식품 – 대표적인 발표식품

소금누룩 누룩균을 쌀로 늘린 '쌀누룩'과 소금을 섞어 만든 조미료입니다. 가정에서도 간단히 만들 수 있으며 게다가 고기나 생선 야채 등을 넣으면 맛도 영양가도 업그레이드되기에 꽤 붐을 타고 있습니다.

누룩균은 학명 '아스페르길루스·오리제'로 불립니다. 일본을 중심으로 아시아 지역에 한해 서식하는 사상균(곰팡이)의 일종입니다. 누룩균 그 자체로는 리지스턴트단백질인 위장에서 분해·흡수되지 않는 단백질이 포함되어 있어, 장 속에서 유해물질을 흡착, 배출하는 디톡스 기능을 발휘한다고 알려져 있습니다.

누룩균의 가장 큰 특징은 30종 정도의 효소에 의해, 새로운 영양소를 생산해내는 힘이 미생물 중에서도 아주 뛰어나다는 점입니다. 곡류나 콩류에서는 비타민B군 중 B_1, B_2, B_3(나이아신), B_6, B_7(비오틴), B_9(엽산), B_{12}을 풍부하게 만들어냅니다. 비타민B_1은 당질 대사나 뇌신경세포의 정상화를 돕습니다. B_2와 나이아신은 지질대사를 돕는데 부족하면 구내염 등 피부나 점막에 질환이 나타납니다. B_6 는 아미노산이나 신경전달물질 대사를 촉진합니다. 엽산, B_{12}는 세포 DNA 합성의 필수 물질입니다.

단백질에 특화되어 작용하는 효소는 '프로테아제'라고 총칭합니다. 여기에서 생산하는 아미노산은 식재료의 맛을 내고 식욕을 돋굽니다. 동시에 발생하는 아미노산의 결합체 '펩티드'에는 고혈압과 저혈압, 둘 모두를 적정한 수치로 안정시키는 효과가 있습니다. 펩티드는 분자가 미세하여 장에서 재빠르게 흡수되어 근육에 도달되기에 피로물질인 유산을 몰아내 피로를 푸는 작용도 합니다.

게다가 프로테아제가 만드는 아미노산의 하나인 글루타민산을 GABA로 변환하는 효소, 데카르복실라이제도 들어있습니다. GABA 는 정신을 진정시키는 신경전달물질의 하나로, 혈압상승을 억제하는 외에, 암 예방에도 작용하는 성분입니다.

한편 탄수화물에 작용하는 효소는 α-아밀라제나 α-글루코시타제 등입니다. 장 속 좋은 균의 먹이가 되는 올리고당을 만들어 장 환경을 개선하거나, 피부를 촉촉히 보습하는 α-에틸글루코시드와 α-D글루코살글리세롤을 생산합니다. 거기에 피타아제라는 효소는 쌀에 포함된 피틴을 이노시톨로 변환시킵니다. 이것은 간경화나 지방간의 예방, 치료 효과가 있다 하여 연구가 진행되고 있습니다.

이 같은 누룩균의 힘을 최대한으로 발휘하는 것이 소금누룩입니다. 만들고 나서 1~2주면 조리에 활용할 수 있지만, 누룩균의 발효

🌿 기본 누룩균의 레시피

[재료]
쌀누룩 – 200g
소금 – 4큰술(60g)
물 – 1.5컵(250~280ml)

[만드는 법]

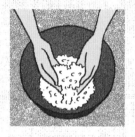

❶ 건조누룩이 잘 떨어지도록 볼에서 주물러 푼다.
❷ 소금을 넣고 전체를 잘 섞는다.

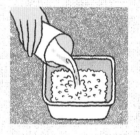

❸ 법랑이나 유리, 폴리프로필렌 등의 보존용기에
  넣고, 물을 넣어 잘 섞는다.
❹ 뚜껑을 덮어, 상온에 두고 하루에 한 번 휘저어
  섞는다. 여름은 1주, 겨울은 2주가 기준이다.

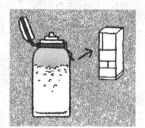

❺ 수분이 생기고, 손가락으로 으깨어 심이 풀어
  졌다면 완성이며, 냉장고에 보관한다.

> **[사용법의 예]**
> • 드레싱 재료로
> • 고기나 생선을 절여 구이용으로
> • 조림이나 국의 간으로
> • 전골요리 조미료로

는 현재진행으로 계속됩니다. 된장이나 간장처럼 발효가 거의 끝난 완성품과 비교하면 버무리거나 담그거나 한 식재료의 영양소를 바꿔서 맛을 끌어내는 힘이 강합니다.

다만, 누룩균의 효소류는 65℃ 정도에서 죽습니다. 효소가 만든 영양소는 열로 파괴되는 법은 없습니다만, 소금누룩 그 자체는 가열 조리하지 않는 편이 효과가 좋습니다. 저희 집에서는 식재료를 담가두는 것 외에, 드레싱이나 무침양념 재료로서 활용합니다. 특히, 새우나 오징어 등 어패류인 마리네, 흰살 생선인 카르파초 등 지중해 요리와 잘 맞습니다. 보존효과가 있기에 야채 겉절이나 피클에도 추천합니다.

된장 삶은 대두에 종균(쌀누룩이나 보리누룩, 콩누룩)을 섞어, 발효시켜 만듭니다. 대두 본래의 영양소인 비타민E, 이소플라본, 레시틴, 식물섬유 등은 물론 그대로입니다. 소금누룩에 없는 성분으로 주목하고 싶은 것이 숙성과정에서 생산되는 '멜라노이딘'입니다. 단백질과 당이 서서히 결합한 당화반응의 산물로서 독특한 풍미의 근원입니다. 높은 항산화력이 있는 것은 잘 알려져 있었지만, 최근엔 면역세포에 작용하여 알레르기 질환을 막는 효과도 판명되었습니다.

게다가 새로운 세포를 생산해내는 '줄기세포'를 보호하는 기능도 보고되고 있습니다. 실험실에서 쥐에게 방사선을 쪼이면 가장 섬세한 소장의 줄기세포부터 괴사하고 말지만, 먹이에 성숙도가 높은 된장을 섞어주면 상처가 확실히 줄어듭니다. 세포의 신진대사를 보호할 수 있다면 안티에이징 효과도 크게 기대할 수 있습니다. 또한 멜라노이딘은 흑초에도 풍부합니다.

낫또 낫또균에 의해 대두에서 생긴 영양소의 필두는 비타민K입니다. 칼슘이 뼈에 흡수되는 흡착을 돕고 골다공증 예방과 개선에 빠뜨릴 수 없습니다. 누룩균과 똑같이 비타민B 군도 듬뿍 만듭니다.

끈적거림의 주성분인 낫또키나제는 혈전 생성을 억제하고, 뇌경색이나 심근경색을 막는 역할을 합니다. 덕분에 혈액순환이 좋아지고 몸 구석구석까지 산소와 영양이 도달됩니다. 알츠하이머병 원인물질인 아미노이드β 단백질의 뇌에 침착을 억제하는 작용도 주목할 만합니다.

대두알레르기의 항원이 되는 식물성 단백질은 낫또균으로 분해되어, 펩티드로 변환됩니다. 낫또는 알레르기를 일으키는 경우가 적습니다.

가츠오부시 가다랑어를 데쳐서 훈제한 것에 가츠오부시 곰팡이(누룩균의 일종)를 발라 숙성, 건조시킨 식품입니다. 가다랑어가 가진 맛성분인 이노신산이 확 늘어나 응축됩니다. 이노신산은 세포의 신진대사에 불가결한 성분으로 사람의 체내에서 생성되지만, 나이가 들수록 그 양이 크게 줄어드는 성향이 있습니다. 적극적으로 섭취하여 젊음을 유지했으면 합니다. 아미노산 성분인 펩티드도 풍부합니다.

어패류의 발효식품 젓갈, 멸치, 갈고등어, 나레스시 등 어패류의 발효식품에 공통으로 풍부한 것이 펩티드와 비타민B군입니다. 이노신산이나 MSM 등 생선 본래의 성분도 응축되어 있습니다.

젓갈에는 비타민A, 철, 아연이 있습니다. 멸치는 혈전 형성을 억제하고, 혈압이나 중성지방을 저하시키는 오메가3 다가불포화지방산인 DHA와 EPA을 듬뿍 함유합니다.

갈고등어는 갈고등어균으로 발효, 숙성된 갈고등어액에 칼슘이나 나이아신이 포함되어 있어, 거기에 담가둔 건어물은 보통의 정어리 건어물과 비교하면 함유량이 4~10배 이상이 됩니다. 나이아신은 간에서 알코올 분해를 돕기에 숙취 회복에 좋습니다.

김치 배추 등의 야채에, 어패류의 젓갈, 소금, 고추, 마늘 등을 넣어, 유산균으로 자연발효시킨 한국 전래의 절인 음식입니다. 풍부한 유산균이 장 환경을 개선시켜줍니다.

고추의 매운 성분 캡사이신은 아드레날린 분비를 높이고, 발한이나 지방연소를 촉진하는 작용이 있어 다이어트 효과를 기대할 수 있습니다. 마늘의 알리신(유화알릴의 일종)에는 간의 해독효소를 돕는 기능이 있습니다. 비타민B_1의 흡수를 촉진, 위액 분비를 왕성하게 하는 작용도 있습니다. 다음 페이지 레시피를 참고해 주십시오.

야채와 과일을 유산 발효시켜 가볍게 절이는 음식으로 소개하고 싶은 것이 물김치입니다. 유산균과 피토케미컬을 충분히 섭취할 수 있습니다.

막걸리 누룩균으로 당화시킨 쌀을, 더욱 유산 발효시킨 한국의 전통 탁주입니다. 유산균의 일종인 락토바실러스가 요구르트의 약 100

🍴 물김치 만드는 법

[재료]

무 – 200g(길이 약 5cm)   오이 – 2개   소금 – 2작은술

A 물 – 2컵(400cc), 밀가루 1작은술, 소금 2작은술

B 사과 – 1/2개(껍질째로 얇게 썰기), 생강 5~6장(얇게 썬 것), 마늘 2톨(얇게 썬 것),

　　식초 3큰술

[만드는 법]

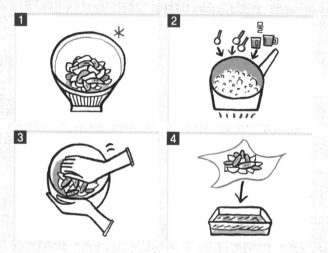

❶ 무는 5mm 두께로 은행 썰기, 오이는 어슷썰기로 썰어 볼에 넣고, 소금을 쳐서 가
　볍게 버무린다. 야채에서 물기가 나올 때까지 20~30분간 놓아둔다.

❷ 냄비에 A 재료를 순서대로 넣고 불에 올린다. 가끔씩 저어주면서 끓이고, 끓어오르
　면 불을 꺼, 완전히 식을 때까지 놓아둔다.

❸ ❷를 밀폐용기 등에 넣고 B를 추가한다.

❹ ❶의 물기를 제거하고 흐르는 물에 살짝 씻은 후 키친타올로 물기를 닦아낸다.

❺ ❸에 ❹를 넣는다. 상온에서 여름이라면 반나절, 봄가을이면 1~2일, 겨울이면 2~3
　일이면 대기중 유산균에 의해 자연 발효가 시작된다. 발효가 진행되어 야채 색이
　변했다면 냉장고에 보관한다. 발효 후 1주 정도가 먹기에 적당하다.

배로, 정장整腸 작용이 매우 뛰어납니다.

또 한국식품연구원은 2011년에 막걸리에서 항암물질인 파르네솔이 검출됐다고 발표했는데 암세포의 아포토시스(자살)를 촉진하는 작용이 있다고 여겨집니다. 함유량은 맥주나 와인의 10~25배라고 합니다. 하얗게 가라앉는 부분에 보다 많이 함유되어 있기에 잘 흔들어 마시면 좋습니다.

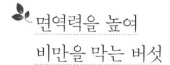

면역력을 높여
비만을 막는 버섯

뱃속부터 안티에이징

요즘 버섯의 건강효과가 재조명되고 있습니다. 계기는 나가노 현 JA나카노시가 고안한 '팽이버섯얼음'입니다. 이것은 팽이버섯에 물을 넣고 믹서로 갈아, 냄비에서 걸쭉하게 끓인 것을 얼음용기에 담아 얼린 식품입니다. 버섯의 맛 성분인 구아닐산이 응축되어 된장국이나 찌개, 볶음 등에 넣으면 조미료가 됩니다. 또 나쁜 콜레스테롤LDL을 억제, 내장지방 감소, 면역력을 높이는 효과 등으로 주목을 받고 있습니다.

나카노 시는 일본 유수의 버섯 산지입니다. 이전부터 동경농업대학 에구치 후미오 교수의 협력을 얻어, 특산품인 팽이버섯을 중심으로 버섯의 유효성분에 대한 연구가 진행되어 왔습니다.

버섯은 야채와 함께 팔리고 있지만, 식물이 아니고 균류입니다. 곰팡이나 누룩균, 유산균 등 같은 종입니다. 포자를 날려 '부피'가 사람 눈에 보일 정도로 크게 자란 것을 버섯이라 부르며, 세계에는 약 10,000종이 있습니다. 그중 약 1000종류가 식용으로 사용됩니다. 표고버섯, 잎새버섯, 천송이버섯, 맛버섯, 팽이버섯, 느타리버섯, 목이버섯 등 식탁에 올라오는 익숙한 버섯은 송이버섯을 제외하면 거의가 인공재배됩니다. 야생의 버섯따기는 가을이 제철이지만, 가게에서는 대부분 1년 내내 출하되어, 품질도 가격도 안정되어 있습니다.

그럼, 식용버섯에 공통되는 효능에 대해 구체적으로 알아봅시다. 우선은 장을 깨끗하게 해주는 식물섬유를 풍부하게 포함하고 있다는 것입니다. 다당류가 서로 엉겨 있는 세포벽이 그 주성분으로, 야채의 식물섬유와 비교하면 튼튼하고 물이나 지방에 잘 풀어지지 않는 것이 특징입니다. 장벽을 자극하는 힘이 강하고 연동운동을 높여 변통을 촉진하는 효과가 큽니다. 장도 근육과 같아 활발하게 움직일수록 신진대사가 좋아집니다. 뱃속부터 젊어집니다. 음식물 찌꺼기나 노폐물, 게다가 식품첨가물 등 유해물질도 확실히 흡착하기에 디톡스 기능도 충분합니다.

식물섬유는 장에 있는 착한 균의 먹이가 되는 이점도 있습니다. 장 속에는 약 400종, 60조 개의 세균이 서식하고 있어, 착한 균과 나쁜 균으로 분류됩니다. 나쁜 균은 식물을 분해할 때 유해물질을 생산하는 골치 아픈 물질로 대장염이나 설사, 변비의 원인이 됩니다.

🌱 팽이버섯얼음 만들기

[재료]

얼음용기 – 2개(500ml)

팽이버섯 – 300g

물 – 2컵

[만드는 법]

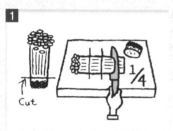

❶ 팽이버섯 끝부분을 잘라버리고, 길이를 4등분으로 자른다.

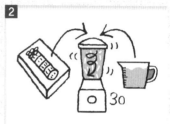

❷ 믹서기에 물과 ①을 넣어 풀처럼 될 때까지 30초 정도 간다.

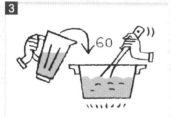

❸ 냄비에 ❷를 넣어 가열한다. 끓으면 불을 약하게 해서 1시간 정도 끓인다. 타지 않도록 주걱으로 저어준다.

❹ 불을 끄고, 물을 받아 둔 볼에 냄비 째 담가 식힌다.

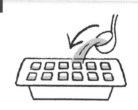

❺ 얼음용기에 ❹를 넣어 냉장고에서 얼린다.

❻ 얼면 얼음용기에서 꺼내 비닐이나 용기에 넣어 냉동고에 보관한다. 약 3개월 동안 보존 가능하다.

한편, 착한 균에는 비피더스균 등이 있으며, 유용한 단백질이나 비타민류, 장점막을 증식시키는 단사슬지방산 등을 합성하는 기능이 있습니다. 버섯으로 좋은 균을 많이 키워, 장 환경을 개선해주십시오.

메타볼릭도 암도 막는 버섯키토산

버섯에서 가장 주목했으면 하는 성분은 세포벽에 포함된 '버섯키토산'입니다. 키토산이라 하면 게나 새우 등의 갑각류에서 추출한 건강식품이 알려져 있지만, 성분은 크게 다릅니다. 버섯키토산은 키토산과 β-글루칸, 푸코오스, 아라비노오스, 마노스 등의 복합체입니다. 이 성분들의 상승작용으로 다양한 건강효과를 발휘하기 때문입니다.

그 하나가 지방의 흡수 억제작용입니다. 음식물에서 섭취한 지방을 몸이 흡수하기 전에 대변과 함께 배출시킵니다. 비만지수를 표시하는 BMI 수치가 24 이상인 피실험자 22명에게, 버섯키토산을 300mg 포함한 과립을 8주간 매일 복용시켰더니, 내장 지방 면적이 평균 124.9cm² 에서 93.6cm²으로 줄었습니다. 허리둘레가 줄고 체중도 주는 다이어트 효과를 보였습니다.

나카노 시에서는 남녀 108명을 대상으로 팽이얼음을 사용한 실험이 이루어졌습니다. 체중이나 혈액 속 지질농도 평균이 비슷한 2그룹으로 나눠, 한쪽은 1일 3개(팽이버섯 50g 상당)를 3개월간 섭취시켰더니 비섭취 그룹에 비해서, 혈액 속 다양한 수치가 개선되었습니다. 남녀 모두 중성지방, 총지질, 나쁜 콜레스테롤[LDL] 수치가 낮아진 것입니다. 지질이상증을 막으면서 혈당치 상승을 억제하는 식물섬유를 포함한 버섯키토산은 더욱이 메타볼릭증후군 예방·개선에 빠뜨릴 수 없는 식재료라고 말할 수 있습니다.

이 외에도 혈소판이 지혈을 위해서 혈액을 굳게 하는 응집작용을 적절히 컨트롤하고, 혈액을 깨끗이 하는 효능도 있기에 피의 흐름이 부드러워져, 전신의 산소나 영양 공급량이 좋아집니다. 고혈압이나 냉증 개선도 기대할 수 있습니다.

게다가 버섯키토산의 기능으로 놓칠 수 없는 것이 면역기능의 활성화입니다. β-글루칸이 면역세포인 '대식세포' 표면 수용체와 결합해서 힘을 증대시키는 것입니다.

또 장에는 림프절의 하나로 파이에르판이라는 백혈구의 큰 기지가 있기 때문에, 식물섬유로 장 환경을 개선하는 것은 면역기능을 활발히 하기 위해서라도 빠뜨릴 수 없습니다.

버섯을 잘 먹는 법과 그 외 영양소

버섯의 건강효과를 충분히 살리기 위해서는 1일 100g 섭취가 기준입니다. 버섯은 세포벽이 튼튼하기 때문에, 안에 유효성분을 쉽게 흡수하기 위해서는 잘 씹어 먹읍시다. 햇빛에 1~2일 말리면 세포벽이 부서지면서 성분이 나와 더욱 맛있어집니다. 마른표고버섯도 마찬가지로, 국물을 내는 역할도 합니다. 가열이나 냉동에 의해서도 세포벽이 부서지기에 팽이버섯얼음은 흡수효율이 매우 높은 식품이라고 말할 수 있습니다. 가정에서 간단하게 직접 만들 수 있고, 최근은 냉동식품으로 시판도 되고 있습니다.

버섯 전체에 풍부한 영양소로서는, 지방 대사에 빠질 수 없는 비타민B₂와 남는 염분을 배출해주는 칼륨을 들 수 있습니다. 칼슘이 뼈에 흡착되도록 돕는 비타민D는 목이버섯, 느타리버섯, 마른 표고버섯에 있습니다. 표고버섯에는 나쁜 콜레스테롤^{LDL}을 억제하는 에리타데닌, 팽이버섯에는 강심작용이 있는 플라뮤톡신과 피부의 수분성분 트레할로오스가 포함되어 있습니다.

향기도 식감도 다채로운 버섯이 저칼로리, 저지방인 점도 기쁜 일입니다. 고기, 생선, 야채 등 어떤 식재료하고도 잘 어울리기에 매일 메뉴에 포함시켜 건강 장수를 돕기 바랍니다.

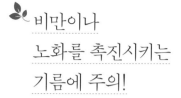

비만이나
노화를 촉진시키는
기름에 주의!

기름에는 몸에 좋은 기름과 나쁜 기름이 있습니다.

'현대인은 기름 섭취방법이 잘못되어 있다!' 이것이 이 단원의 주제입니다.

1955년 이후 반세기 동안 일본인의 식생활 모습이 변하여 쇠고기, 돼지고기, 닭고기, 유제품에 포함된 동물성지방 섭취량이 약 4배 높아졌습니다. 튀김이나 스낵과자용 튀김기름 혹은 드레싱으로 식물성기름도 많이 사용되고 있습니다. 반면에 생선 소비량은 계속 줄고 있습니다. 그것이 원인으로 비만이나 메타볼릭 증후군 게다가 알레르기 환자의 증가를 부르고 있다는 우려도 있습니다. 식물성 기름은 "몸에 좋은 기름"으로 동물성지방은 "몸에 나쁜 기름"이라는 이미지를 지닌 독자도 많을지 모르겠습니다.

그런데 쉽지 않은 것이 기름의 분류입니다. 그림처럼 주된 기름은 대체로 4종류로 나누어집니다. 영양소로는 모두 우리의 생명활동을 지탱하는 소중한 에너지원인 지방으로 분류됩니다. 몸에 있어 '불필요한 것'은 하나도 없습니다. 그러나 양과 균형이 어긋나면 건강에 악영향을 미칩니다.

지방은 소장에서 중성지방으로 소화·흡수되지만, 지나치게 늘면 지질이상증이나 비만의 원인이 됩니다. 콜레스테롤은 간에서 중성지방*과 당이 합성되어 세포막이나 호르몬 등의 재료가 되는 소중한 물질입니다. 그러나 체내에서 다 사용되지 않아 혈액 속에 남으면 앞서 말한 나쁜 콜레스테롤LDL이 늘거나, 좋은 콜레스테롤HDL이 감소하여 동맥경화를 일으키는 등의 폐해가 나타납니다.

그래서 적극적으로 권장하고 싶은 섭취는 등푸른 생선, 들기름 등의 '오메가-3 다가불포화지방산'과 올리브오일 등의 '1가불포화지방산'입니다. 반대로 가능한 피했으면 하는 기름은 참기름, 콩기름 등의 '오메가-6 다가불포화지방산'과 동물성지방 등의 '포화지방산'입니다.

기름 종류와 특징을 알고 균형을 맞춰

그럼 4종류의 기름에 대해서, 그 특징과 균형 잡힌 섭취방법을 봅

---

* 체내 포도당이 당대사호르몬 인슐린이 변환되는 것으로도 중성지방이 만들어진다. 포도당 원료는 음식에 포함된 당이나 탄수화물이다. 메타볼릭과 비만의 원인은 지방과 당질, 양쪽의 과잉섭취에 있다.

기름 종류와 특징

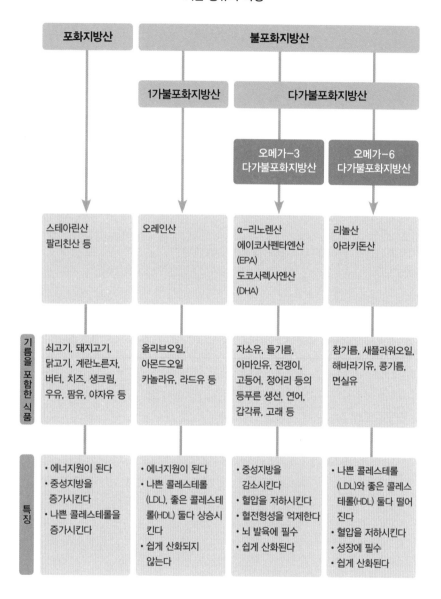

포화지방산	불포화지방산		
	1가불포화지방산	다가불포화지방산	
		오메가-3 다가불포화지방산	오메가-6 다가불포화지방산
스테아린산 팔리친산 등	오레인산	α-리노렌산 에이코사펜타엔산 (EPA) 도코사헥사엔산 (DHA)	리놀산 아라키돈산
기름을 포함한 식품 쇠고기, 돼지고기, 닭고기, 계란노른자, 버터, 치즈, 생크림, 우유, 팜유, 야자유 등	올리브오일, 아몬드오일 카놀라유, 라드유 등	자소유, 들기름, 아마인유, 전갱이, 고등어, 정어리 등의 등푸른 생선, 연어, 갑각류, 고래 등	참기름, 새플라워오일, 해바라기유, 콩기름, 면실유
특징 • 에너지원이 된다 • 중성지방을 증가시킨다 • 나쁜 콜레스테롤을 증가시킨다	• 에너지원이 된다 • 나쁜 콜레스테롤 (LDL), 좋은 콜레스테롤(HDL) 둘다 상승시킨다 • 쉽게 산화되지 않는다	• 중성지방을 감소시킨다 • 혈압을 저하시킨다 • 혈전형성을 억제한다 • 뇌 발육에 필수 • 쉽게 산화된다	• 나쁜 콜레스테롤 (LDL)와 좋은 콜레스테롤(HDL) 둘다 떨어진다 • 혈압을 저하시킨다 • 성장에 필수 • 쉽게 산화된다

시다. 우선 후생노동성이 장려하는 지방 권장량을 보면 권장 칼로리의 20~25%를 지방으로 섭취하는 것이 바람직합니다. 50~69세 여성 하루 권장 칼로리는 1950kcal이기 때문에 지방은 전체에서 390~487.5kcal이며, 섭취 비율은 포화지방산, 1가불포화지방산, 다가불포화지방산(오메가-6과 오메가-3의 합계)을 3:4:3으로 하는 것이 기준입니다.

오메가-6 다가불포화지방산

• 좋은 콜레스테롤과 나쁜 콜레스테롤을 줄인다.

콩기름, 참기름, 새플라워오일 등의 식물성유지에 포함되어 있는 '리놀산'과 '아라키돈산'으로 나눌 수 있습니다. 튀김이나 과자, 드레싱 등에 사용되는 경우가 많고, 모르는 사이에 과잉 섭취로 인해 문제가 발생합니다.

오메가-6은 성장기 세포의 신진대사를 돕고, 성인의 경우는 혈압을 내리는 나쁜 콜레스테롤[LDL]을 낮추는 등 긍정적인 면이 있는 한편, 지나치게 많이 섭취하면 좋은 콜레스테롤[HDL]까지 줄게 합니다.

또 뒤에 언급되는 오메가-3와의 섭취 밸런스가 무너지면 알레르기 질환을 악화시키는 원인이 됩니다.

오메가-6인 아라키돈산은 체내효소 '콕스-2'에 의해 통증이나 염증을 일으키는 화학물질로 변합니다. 그것에 대항하는 것이 오메

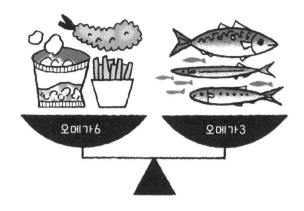

가-3 지방산입니다. 효소 '콕스-1'에 의해 통증이나 염증을 진정시키는 화학물질을 새로 만들어내는 것입니다. 알레르기 질환에는 오메가-6가 엑셀이라면, 오메가-3가 브레이크와 같습니다. 증상에 시달리고 있는 분은 우선 오메가-6 기름을 줄입시다.

오메가-3 다가불포화지방산
• 중성지방을 줄이는 작용

알레르기 질환의 예방·개선을 위해 매우 권장하고 싶은 것이 오메가-3입니다. 중성지방을 줄여, 비만과 메타볼릭을 막고 혈압을 내리고, 혈전이 쉽게 형성되지 않아 뇌경색이나 심근경색을 막는 등 좋은 효능이 있습니다.

식물성 기름 중에선 들기름이나 차조기유에 'α-리노렌산'으로 포함되어 있습니다. 조리에 많이 이용해주십시오. 단 산화하기 쉽고, 과산화지질이 되면 동맥경화에 악영향을 미칩니다. 소량으로 구입하여 밀폐용기에 보존합시다.

정어리, 전갱이, 청어, 고등어, 연어 등 등푸른 생선도 오메가-3의 보고입니다. 대표적으로는 '에이코사펜타엔산EPA'나 '도코사헥사엔산DHA'이며, 이틀에 한 번은 신선한 등푸른 생선을 식탁에 올립시다.

1가 불포화지방산−심근경색의 리스크를 낮춤

1가 불포화지방산을 대표하는 것은 '오레인산'입니다. 올리브오일이나 카놀라유, 아몬드오일 등에 풍부하고, 나쁜 콜레스테롤LDL을 저하시키는 작용이 있습니다. 1960년대에 유럽에서 실시한 조사에서는 올리브오일을 조리에 듬뿍 사용한 지중해지방 사람의 심장질환에 의한 사망률이 낮다는 것이 밝혀져 이목을 모았습니다.

또, 미국 콜롬비아 대학에서는 지중해 요리의 특징(올리브오일, 과일, 야채, 콩류, 곡물, 어류 섭취가 많고, 육류, 유제품, 알코올이 소량)을 점수화하여 맨하탄에 거주하는 성인 1984명의 식생활과 건강상태를 조사했습니다. 그 결과 지중해 요리를 먹고 있는 사람은 거의 먹지 않는 사람과 비교해서 알츠하이머병 발병 위험이 68%나 낮은 결과가 나왔습니다. 오레인산과 생선에 포함된 오메가-3가 풍부하고, 포화지방산이 적은 식사의 장점이 나타난 것입니다.

또 올리브의 어린 열매를 짠 '엑스트라버진 올리브오일'도 주목해야 합니다. 특유의 쓴맛 성분인 '올레오칸탈'에는 앞에서 나온 알레르기 질환을 악화시키는 효소 '콕스-2' 활동을 저해하는 효능이 있습니다. 조사해보면 류마티스관절염의 진통·항염증제 '세레콕시브'와 화학구조가 꼭 닮았습니다. 잘 활용한다면 약 복용량을 줄이게 할 가능성이 있습니다.

포화지방산-과다섭취는 메타볼릭의 최대요인

포화지방산은 쇠고기, 돼지고기, 닭고기, 달걀 노른자, 우유, 버터, 치즈, 생크림 등에 포함된 동물성 지방입니다. 녹는 점이 높기 때문에 실온에서는 하얀 고체 상태입니다. 칼로리가 높아 연비가 좋기 때문에 과식하면 바로 남아 중성지방과 콜레스테롤이 급격히 증가합니다. 하루 권장량은 앞에 나왔듯이 지방 섭취량 기준 380~475kcal 중 30% 이내입니다. 삼겹살이라면 100g에 385kcal로 주의가 필요합니다.

먹어서는 안 되는 트랜스지방산

소개한 4개의 기름 외에 '트랜스지방산' 이라는 기름이 있습니다. 이것은 주로 식물성인 불포화지방산에 수소를 첨가한 공업제품입니다. 쉽게 산화되지 않고, 바싹 튀겨지고 저렴하다는 이유로 마가린에 배합되거나, 과자나 패스트푸드 튀김기름으로 한창 사용되었습니다.

그러나 다양한 임상 데이터에서 나쁜 콜레스테롤[LDL] 증가, 혈전

생성, 알레르기 발병, 인지기능 저하 등의 영향이 우려되어, 미국과 유럽에서는 사용량이 엄격히 규제되고 있습니다. 일본에서는 대응이 늦어, 현재는 사용 제품의 표시의무가 없습니다. 마가린이나 과자, 정크푸드를 최대한 삼가해야 합니다.

　메타볼릭(복부비만) 개선을 위해 당질을 제한하고, 단백질과 지방 중심의 식사를 하고 있는 분이거나, 케톤식食을 실천할 때에는 기름의 선택법이 특히 중요합니다. 매일 식사에서 질 높은 지방산을 엄선, 적정량을 섭취하여 체질을 개선해갑시다.

시라사와 교수와
나구모 박사의
안티에이징 대결

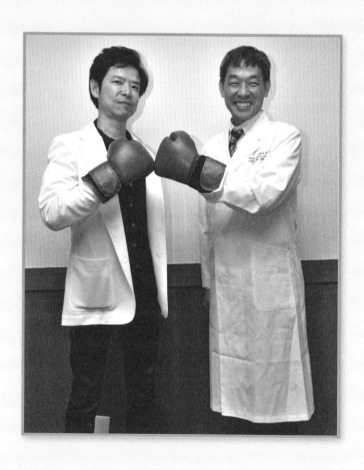

대담자 : 나구모 요시노리(南雲 吉則) 1955년 도쿄 출생. 도쿄지케이가이 의과대학 졸업. 동 대학 제1유방내분비외과 외래분과장을 거쳐 유방전문클리닉을 개업. 유방내분비전문의. 의학박사. 나구모클리닉 원장. 2012년 국제 안티에이징학회 명예회장에 취임. 주요 저서로는 〈50세를 넘겨도 30대로 보이는 삶의 방식〉 〈공복이 사람을 건강하게 한다〉 등.

ROUND 1

'1일 1식'을 하면 세포가 젊어집니다. – 나구모
당뇨병을 예방하기 위해서는 '1일 3식'을 규칙적으로 – 시라사와

시라사와 나구모 박사님은 유방내분비외과, 유방암이 전문이신데, 최근 안티에이징이나 다이어트에 대해 말씀하실 기회가 늘고 있네요.

나구모 암 발병과 생활습관은 밀접한 관계가 있기에, 메타볼릭이나 비만, 노화에 대해서 이전부터 제 나름대로 접근하고 있습니다.

시라사와 여성이 언제까지나 젊고 아름다웠으면 하는 바람은 저도 같습니다. 단, 방법론은 꽤 다르네요. 우선 나구모 박사님은 노화방지를 위해 1일 1식을 권하고 계시지만, 저는 1일 3식이 최고라고 생각하고 있습니다.

나구모 이것은 제 실제 실험에서 나온 건강법입니다. 저는 35세에 부친의 클리닉을 이어받았습니다. 힘을 내기 위해 매일 세끼를 잘 챙겨먹었더니, 2년 후 키가 173cm인데 체중은 80kg을 넘게 됐습니

특별대담 1   191

다. 숨이 차 업무에 집중할 수 없어 위기감을 느꼈습니다.

시라사와 그래서 하루 한 끼로?

나구모 그렇게 하기까지 우여곡절이 있었습니다. 칼로리 계산으로는 체중을 컨트롤할 수 없어 국 하나 나물 한 가지로 다이어트를 하게 되었습니다. 잘 지켜지면서 그동안 배가 고프든 고프지 않든 했던 1일 3식에 대한 의문이 생겼던 것입니다. 현대인은 피하지방에도 내장지방에도 가득 '숨겨진 보물'을 갖고 있으니 그것을 소비하는 것이 먼저 아닐까요?

시라사와 분명히 '먹는 양을 70%'로 할 때 건강장수에 유효하다고 합니다.

나구모 공복이 완전히 된 후에 먹으려고, 배에서 소리가 난 후에 먹기로 하니 1일 1식으로 충분했습니다. 뇌의 만복중추에 "배가 부르다"라는 신호를 보내는 호르몬 렙틴은 공복시간이 길수록 강하게 반응합니다. 즉, 소식으로도 포만감을 얻을 수 있다는 것입니다. 반대로 매일 3식을 먹는다면 렙틴의 감수성이 둔해져 과식하게 됩니다. 저는 1일 1식을 하고 난 후 체중 60kg을 유지하고 있습니다.

시라사와 제가 1일 3식을 권장하는 데는 비만과 당뇨병을 예방하여 10년, 20년 후에도 건강하기 위해서입니다. 아침, 점심을 거르면 혈중 포도당을 에너지로 교환하는 호르몬 인슐린이 과잉으로 반응하여, 혈당치가 매우 불안정해집니다. 결국 인슐린 기능이 떨어져 고혈당이 됩니다. 남은 포도당은 지방이 되어 세포에 축적됩니다. 당뇨병이 심해지면 최종적으로 인슐린분비가 정체됩니다.

나구모 그러나 당뇨병과 그 예비군은 지금까지 3식을 잘 챙겨 드신 사람이 대부분이잖아요.

시라사와 물론 칼로리 과다섭취는 안 됩니다. 그렇다고 해서 1일 1식을 하면 칼로리 제한이 가능하기 때문에 좋다고 말할 수 없습니다. 아침, 점심에는 포도당을 에너지로 바꿀 때에 빠질 수 없는 비타민B 군과 C를 채우는 역할이 있습니다. 1일 1식으로는 뇌 에너지가 부족해서, 일 능률이 떨어져버립니다. '영양' 이상으로 '영양소'를 1일 3회 채울 필요가 있다고 생각합니다.

나구모 정말로 그럴까요? 비타민은 그렇게 빨리 소비되어지는 게 아닙니다. 전날 밤에 섭취해두면 충분합니다. 인류가 아침을 먹게 된 것은 농경이 정착되고부터입니다. 수렵시대는 배가 고픈 채로 사냥에 나가고, 사냥감을 거처로 갖고 와 먹었습니다. 1일 1식으로 몇 만 년이나 생존해왔습니다. 업무능률로 말한다면 점심 후 정신 없이 졸려 하는 게 문제라고 생각합니다. 소화 흡수 때문에 부교감신경이 우위에 서면 긴장의 끈이 끊어집니다. 그러면 외과수술 등은 불가능합니다.

시라사와 1일 3식으로 먹어도 당질의 섭취방법에 주의한다면 식후에도 졸리지 않습니다.

나구모 1일 1식이면 뇌도 몸도 최상의 컨디션으로 보낼 수 있습니다.

'저당질'이야말로 여분의 지방을 태운다. – 시라사와
당질을 섭취한다면 완전 영양식이 좋다. – 나구모

시라사와   다음은 당질의 섭취 방법입니다. 저는 케톤체 회로를 우선으로 하기 때문에 '저당질'을 권장하고 있습니다. 인간에게는 포도당을 에너지원으로 생명활동을 하는 '해당계회로'와 지방을 간에서 '케톤체'로 바꿔 에너지원으로 하는 '케톤체회로' 2개가 갖추어져 있습니다. 케톤체회로가 눈뜨면 여분의 지방이 타서 메타볼릭 개선으로 이어져 장수유전자가 켜집니다. 그 위에 포도당 제한으로 인슐린 반응이 최소한으로 억제되기에 혈당치가 안정되고, 식후에도 졸리지 않습니다.

나구모   구체적으로는 어떤 식생활을 의미하나요?

시라사와   포도당의 근원인 탄수화물과 설탕. 즉 밥이나 빵, 단것을 최대한 섭취하지 않는 것이 케톤식食입니다. 아침은 야채 주스, 점심, 저녁은 고기와 야채, 혹은 생선과 야채가 기본입니다. 유제품, 대두제품, 달걀도 적절히 섭취했으면 합니다.

나구모   앞서 말한 1일 1식으로 점심에 절식하는 것도, 지방을 에너지로 바꾸기 때문에 효과는 같습니다. 그러기에 저도 저당질은 굉장히 좋다라고 생각합니다.

시라사와   게다가 설탕에는 술이나 담배와 같이 먹고 싶다는 중독성

이 있습니다. 정미한 쌀밥도 같습니다. 저당질의 식사는 설탕, 백미 중독에서 빠져나오게 합니다.

나구모 설탕은 당화, 즉 체내의 당과 단백질이 합쳐져 세포 악화를 가속화시키죠. 그러나 당질 제한을 하는 사람은 혈액이 산성으로 치우쳐 현기증이나 두통 등의 나쁜 상태를 호소하는 경우도 있습니다. 그래서 1일 1식이라도 당질을 어느 정도는 섭취하지 않으면 안 된다고 생각합니다. 제가 권하는 완전영양식이란 사람의 신체를 구성하고 있는 모든 영양소가 같은 균형으로 포함된 식사입니다. 사람은 물고기에서 진화했기에 물고기 한 마리의 영양소 비율은 사람과 거의 같습니다. 즉 완전영양식입니다. 야채라면 껍질째, 잎째, 뿌리째, 곡물은 미정제된 알갱이로 생명체를 완전히 먹어야 한다는 것입니다.

시라사와 실제로 케톤식을 30인에게 지속했지만 누구도 상태가 나빠지지 않았습니다. 밥을 걸러도 반찬에는 탄수화물이 포함되어 있고, 식사 전체의 20% 정도는 당질입니다. 혈액이 산성으로 치우치지 않고 인슐린도 낭비되지 않습니다. 저당질은 마르고 싶은 사람에게 획기적인 해결책이라 말할 수 있습니다.

나구모 저는 역시 모든 영양소를 균형에 맞춰 저녁에 먹는 것이 좋다라고 생각합니다. 당질을 섭취하면 부교감신경이 우위에 서기에 양질의 수면이 가능합니다. 자고 있는 사이에 영양이 소화, 흡수, 비축되고, 성장호르몬 분비로 세포의 신진대사가 활발해져, 몸 구석구석까지 젊어지죠.

일상생활에서 충분히 건강하게. 운동은 불필요합니다. – 나구모

운동을 하면 몸도 뇌도 젊어집니다. – 시라사와

나구모 건강을 위해 스포츠를 하는 편이 좋다고 생각하는 것이 현대인의 상식이지만, 저는 반대의견을 내세우고 싶습니다. 심장과 무릎 관절의 부담이 걱정됩니다. 심장은 말기 분열세포라 하여, 소아기에 세포분열을 끝내고, 심근경색 등으로 상처가 나면 재생능력이 없습니다. 쓸데없이 심박수를 높이는 것은 자살행위입니다.

시라사와 무릎관절의 연골도 재생불능이죠. 과도한 운동으로 닳아 변형성무릎관절염을 유발하고 통증으로 걷기에도 불편합니다.

나구모 네. 그래서 일부러 운동하지 않아도 일생생활 중에 몸을 움직이면 좋습니다. 출퇴근 시에는 등을 펴고 성큼성큼 걷습니다. 버스 등에선 앉지 않고 손잡이도 잡지 않고 균형을 유지합니다. 주부라면 오전 중에 단숨에 집안일을 끝냅니다. 발돋움으로 창 닦기, 쪼그리고 마루 닦기, 욕실 청소, 이불 널기와 상하운동을 하면 좋습니다.

시라사와 그럼요. 일상적인 동작에서도 몸을 움직이면 장수 유전자 중에서 사령관적 존재인 AMPK의 스위치가 켜집니다. 이것은 지방을 태우는 기능도 있습니다. 게다가 제가 운동을 권하는 것은 운동에 의해 뇌가 활성화하기 때문입니다. 캘리포니아 대학 버클리 캠퍼스 실험에서는 놀이 기구를 갖춘 넓은 상자에서 돌아다니는 실험쥐

는 좁은 상자에서 먹고 자기만 하는 쥐와 비교할 때 현저히 똑똑해 졌습니다. 뇌 신경세포가 5배로 증대되어 있었습니다.

나구모 운동만으로요? 실험쥐 나름의 사고회로를 사용하고 있었기 때문은 아닐까요?

시라사와 가장 중요한 의미는 운동에 의한 것입니다. 운동의 건강증 진 효과를 높이고 싶다면 심박수를 180에서 자신의 연령을 뺀 수, 50세이면 130까지 올리는 것이 가장 좋습니다. 일상생활에서 활동 량은 개인차가 크기 때문에 저는 걷기를 장려하고 싶습니다. 3분 빨 리 걷기+3분 천천히 걷기 사이클을 5회 반복하는 '인터벌 워킹'입니 다. 이러면 심장에 큰 부담을 가하지 않을 것입니다.

나구모 그러나 바쁜 현대인에게는 운동을 위한 시간과 체력을 비축 해두기가 어렵습니다. 그래서 매일 계속할 수 없고, 가끔 할 때에 운 동을 과격하고 지나치게 합니다. 그래서 출퇴근 시간의 보행이나 주 부인 경우에는 가사를 운동 삼아 하는 '논엑서사이즈'를 저는 주장 하고 있습니다. '운동하지 않으면 안 돼'라는 강박관념을 버리는 것 이 중요합니다.

시라사와 그런 분은 밸런스 볼에 앉아 몸의 중심을 단련하는 운동 으로 시작하길 권합니다.

나구모 평소에 바른 자세를 의식하면 좋습니다. 복부에 힘을 주는 것만으로도 복근이 단련됩니다.

야채 주스로 100세까지 치매 없이 – 시라사와
우엉차의 항산화력으로 20살 젊어진다. – 나구모

나구모 그럼 마지막으로 시라사와 선생님이 가장 권하는 야채 주스와 제가 권하는 우엉차에 대해서….

시라사와 이것은 양보할 수 없네요. 야채는 비타민, 미네랄에 더해 피토케미컬의 보고입니다. 활성산소를 무독화하고, 세포를 산화스트레스로부터 지킵니다. 토마토의 리코펜, 브로콜리의 스루포라판, 가지의 안토시아닌 등. 포도 껍질에 있는 레스베라톨은 장수유전자(시르투인유전자)의 스위치를 켜고, 세포의 노화를 막는 주목 대상입니다. 이 성분을 섭취하는 데엔 야채 주스가 최적입니다. 샐러드로 하면 양이 너무 많아지고, 드레싱으로 여분의 칼로리를 섭취하고 맙니다.

나구모 우엉에도 사포닌이라는 폴리페놀이 포함되어 있습니다. 계면활성작용에 의해 흙 속에서 세균의 세포막을 분해해서 살균하는 힘이 굉장합니다. 또 대장 내에서는 지방을 중화해서 배출하기에 메타볼릭 대책에 효과적입니다. 혈관 속에서는 나쁜 콜레스테롤^{LDL}을 중화해서 동맥경화를 막습니다. 항산화력이 뛰어나게 높아, 야채 중에서도 효과가 최고입니다.

시라사와 그러나 특정 식재료에 한정할 필요가 있을까요? 시애틀에 사는 일본인 1800명을 대상으로 식생활과 알츠하이머병 관계를 조사한 역학데이터가 있습니다만, 주 3회 이상 야채 주스를 마신 사람은 주 1회 미만으로 마신 사람보다 발병위험이 76%나 낮았습니다. 주스 내용물은 천차만별입니다. 다양한 피토케미컬 상승효과이죠.

나구모 단 대량의 야채를 그대로 먹는 습관은 예로부터 일본 식문화에 없습니다. 조림, 나물, 절임(발효식품)으로 먹습니다. 일본 야채는 떫은 맛, 피토케미컬이 강한 야채가 많기 때문입니다. 피토케미컬은 본래 식물이 곰팡이나 세균, 해충 등으로부터 자신의 몸을 지키기 위한 성분입니다. 인간에게 독이 되는 물질을 포함하는 것도 있습니다. 가열해서 먹는 것은 선인의 지혜가 아닐까요?

시라사와 야채 주스의 피해를 지적하는 논문이나 보고는 없습니다. 분명히 유효성분은 조절 여하로 약이 되기도 독이 되기도 합니다. 정제, 추출해서 다량으로 섭취한다면 위험성은 있겠지요. 그러나 일반적인 식생활에서 걱정할 필요는 없다고 생각합니다. 건강 효과가 훨씬 우세합니다.

나구모 우엉차라면 볶고, 가열했기 때문에 아이부터 고령자까지 안심하고 마실 수 있습니다. 더구나 노카페인, 당질제로입니다.

시라사와 그렇군요. 음-, 오늘 대결은 무승부이네요. 저는 자신을 갖고 제 의견을 권하지만, 독자 여러분은 어느 쪽이 설득력이 있다고 생각하십니까?

나구모 분명 제 의견을 지지해 주리라고 믿습니다.

4장

죽을 때까지
아름다운
여성들의 습관

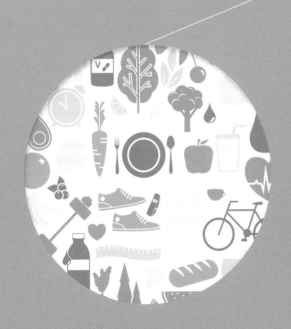

1일 30분 걷기로
건강 유전자를
깨우자

간단한 운동으로도 메타볼릭 수치가 크게 변한다

생활습관의 개선은 안티에이징 의료의 핵심이 되는 부분입니다. 그 일환으로써, 저도 운동요법 지도에 힘을 쓰고 있는데, 그중 잊을 수 없는 환자분이 있습니다.

회사 경영자인 A씨는 64세 남성분으로, 초진 때 체중 76.6kg, 허리둘레 101.9cm, CT스캔으로 확인한 내장지방면적이 177.6cm²였습니다. 후생노동성에 따른 메타볼릭증후군(대사증후군)의 진단 기준 중 하나는, 남성인 경우 '허리둘레 85cm 이상, 내장지방면적 100cm² 이상'이기에 이 분은 꽤 중증이었습니다.

즉시 밸런스볼과 필라테스를 조합한 레슨을 주 1회 처방하고, 일하는 중에도 되도록 밸런스볼에 앉도록 조언한 결과, 무려 1개월 만

CT스캔 결과 – A씨(64세 남성)

레슨 전	1개월 후	3개월 후

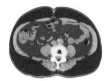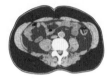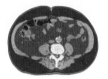

체중 = 76.6kg
내장지방 = 177.6cm^2
피하지방 = 247.2cm^2
허리둘레 = 101.9cm
BMI = 29.0

체중 = 74.9kg
내장지방 = 99.3cm^2
피하지방 = 226.6cm^2
허리둘레 = 98.6cm
BMI = 28.3

체중 = 75.3kg
내장지방 = 194.4cm^2
피하지방 = 219.4cm^2
허리둘레 = 93.4cm
BMI = 28.5

CT스캔 결과 – 시라자와 타쿠지(51세 당시)

미국 출장 전	미국 출장 후	3개월 후

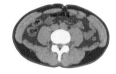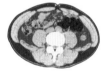

체중 = 64.7kg
내장지방 = 41.4cm^2
피하지방 = 49.9cm^2
허리둘레 = 79.9cm
BMI = 21.8

체중 = 65.4kg
내장지방 = 46.5cm^2
피하지방 = 73.6cm^2
허리둘레 = 79.2cm
BMI = 22.0

체중 = 65.0kg
내장지방 = 46.9cm^2
피하지방 = 51.1cm^2
허리둘레 = 75.6cm
BMI = 21.5

에 내장지방이 99.3cm^{2}까지 감소해, 그 운동효과에 무척 놀랐습니다. 그러나 그 후가 문제였습니다. 방심해서 3개월간 운동을 나태하게 했더니, 내장지방이 194.4cm^{2}로 늘어나는 요요 현상이 일어났습니다. 서로 얼굴을 마주보고 말을 잇지 못했습니다.

아울러 나의 데이터도 보여드리겠습니다. 좌측과 중앙의 CT스캔 화상을 비교해주십시오.

피하지방이 49.9cm^{2}에서 73.6cm^{2}로 급격히 증가했습니다. 이는 약 1주일간, 미국 신경과학회에 출석한 직후의 결과입니다. 일본에 있을 때는, 조식으로 가정식 야채주스, 중식으로 프로틴+비타민제를 먹었으며, 병원 내에서도, 역이나 공항에서도, 복도나 계단을 빠른 걸음으로 다녔습니다. 그러나, 학회 중에는 회의실에서 계속 앉아 있으면서, 삼시 세끼를 진수성찬으로 거하게 먹었습니다. 귀국 후, 피트니스센터에 3개월간 다닌 후에야, 수치가 되돌아왔습니다. 평소 활동량을 조금만 바꾸어도, 내 몸 속이 다이나믹하게 변화하는 것을 알았습니다.

나와 A씨의 큰 차이점은, 이너머슬(몸통을 지탱하는 근육)의 양입니다. 나는, 척추를 중심으로 자세를 유지하는 등 근육과, 걸을 때 넓적다리를 당겨 올리는 대요근을 단련하고 있습니다. 운동효과가 좋기 때문에, 내장지방은 그만큼 증가하지 않습니다.

미국 의학정보지 〈메디슨 & 사이언스 인 스포츠 & 엑서사이즈〉에서는, 스포츠가 좋아 자주 하는 사람 4716명, 싫어서 거의 하지 않는 사람 786명, 그 중간인 2457명의 프로파일을 분석했습니다.

스포츠를 좋아하는 사람은 자신이 건강하다고 믿고 있으며, 담배도 피우지 않고, 탄수화물, 식물섬유, 칼슘, 엽산, 비타민B$_6$, B$_{12}$, A, C,

E등의 영양소를 식사를 통해 제대로 섭취하고 있었습니다. 단백질 섭취량은 스포츠를 싫어하는 그룹과 비슷한 정도였지만, 지방, 나트륨, 콜레스테롤은 피하는 경향이 있다는 것을 확실하게 알 수 있었습니다. 아무래도 활발한 운동으로 활성화된 육체는, 스스로 건강한 삶을 지향하는 것 같습니다.

운동으로 작동되는 장수유전자, AMPK

운동을 하면 몸 안에서는 어떤 변화가 일어날까요?

근육세포를 움직이는 에너지는 ATP(아데노신3인산)입니다. 정확하게는 ATP가 분해·대사되어, ADP(아데노신2인산)나 AMP(아데노신1인산)로 변환하는 순간에 에너지가 발생합니다. 이 ADP와 AMP는, 산소와 결합하는 것으로, 또 ATP로 돌아갈 수 있습니다. 적당한 운동으로 혈액과 근육에 산소가 공급되면, 에너지를 순환시켜 연소시킬 수 있습니다. 그리고 에너지 효율이 좋고 질 좋은 근육이 만들어집니다. 이것이 유산소운동입니다.

유산소운동을 계속하면, 그만큼 산소를 운반하기 위한 모세혈관이 만들어지거나 확장됩니다. 그 결과, 몸 안의 혈액순환이 좋아지고 뇌세포까지 활성화되어, 사고력이나 기억력이 높아진다고 할 수 있습니다.

대표적인 유산소운동이라고 하면, 걷기와 느린 걸음의 조깅, 수영, 요가, 필라테스 등입니다. 근육 내에서도, 산소를 운반하는 적혈구가 많아지고, 겉보기에 빨간 '적색조'의 지구력이 상승되어, 잘 피곤해지지 않는 몸이 됩니다. 몸통을 유지하는 이너머슬도, 주로 적색조로 구성되어 있습니다. 덧붙여서 높이뛰기나 역도와 같은 무산소운동으로 단련되는 것은 '백색조'입니다. 이것은 스피드와 순발력을 끌어내는 근육입니다.

운동의 효과는 혈행 촉진과 근력 상승만은 아닙니다. 에너지 대사 과정에서 ATP에서 AMP가 발생하면 그것에 반응해서 장수유전자 AMPK의 스위치가 켜지는 것입니다.

AMPK에 대해서는, 아래의 기능이 알려져 있습니다.
① ATP를 생산하거나 대사하는 세포 속 공장, 미토콘드리아를 증강한다.
② 지방을 태우고, 내장 지방을 줄인다.
③ 포도당을 분해해서, ATP를 만든다.
④ 인슐린의 작용을 좋게 한다.
⑤ 암 억제유전자 P53을 활성화시키고, 암세포 증식을 억제한다.

①~③은 메타볼릭증후군 개선, ④는 당뇨병 예방, ⑤는 암 억제로 연결되는 것입니다. 운동은 모든 약 중 으뜸이라고 해도 과언이 아니겠지요.

유전자의 끝 부분에는, 세포분열의 횟수를 결정하는 텔로미어가 있는데, 육상선수 중에는 이 텔로미어가 긴 사람이 많으며, 장수임을 세포가 시사하고 있습니다.

가볍게 심박수를 올리는 인터벌 워킹

〈메디슨 & 사이언스 인 스포츠 & 엑서사이즈〉 잡지는 35세~60세 남녀 235명을, 주 5회, 1회 20분~60분의 강도 높은 운동을 하는 그룹과, 생활하면서 필요한 경우 이외에 매일 30분 걷기, 계단 오르내리기 정도의 일상의 활동을 적극적으로 하는 그룹으로 나누어, 2년 간 추적조사를 했습니다. 그 결과 두 그룹 사이에 건강상의 큰 차이는 없었으며, 두 그룹 모두 사망률, 심장의 관동맥 질환, 비만, 당뇨병이 크게 저하되었습니다. 골다공증과 고혈압에도 좋은 영향을 주었다고 합니다. 즉, 스포츠 선수와 같은 격한 트레이닝을 무리해서 할 필요는 없다는 것입니다.

운동 강도에서 중요한 것은, 심박수입니다. 연령마다 기준이 되는 최대심박수의 70~90%로 끌어올리면, 건강증진효과가 있다고 합니다. 50세라면 최대 심박수는 1분간 170이기 때문에, 119~153으로 높이도록 몸을 가볍게 움직이면 됩니다. 손목에서 맥박을 측정하여 6초간 12회라면 심박수는 120이 됩니다(최대 심박수 40세=180, 45세 =175, 55세=165, 60세=160, 65세=155, 70세=150).

심박수를 높이기 위해 가장 손쉽고 확실한 운동은 '인터벌 워킹'입니다. 3분간 빠른 걸음으로 걸어 심박수를 높이고, 3분간 천천히 걸어 진정시킵니다. 이것을 5세트 반복하면 30분이 걸립니다. 운동이 어렵다고 하는 사람도, 생활습관으로 받아들이기 어렵지 않다고 생각합니다.

전신을 사용하는 노르딕 워킹을 추천

저도 실천하고 있으며, 환자분들에게도 추천하고 있는 '노르딕 워킹'을 소개합니다. 양손에 막대를 잡고, 그 지지력을 이용해서 움직이는 워킹의 한 종류입니다. 크로스컨트리 스키선수를 위한 오프시즌용 트레이닝으로써, 핀란드에서 탄생했습니다.

팔을 진자와 같이 흔들며, 막대로 지면을 누르면서 앞으로 가기 때문에 전신운동이 됩니다. 당연히 소모 칼로리도 섭취 산소량도 증가합니다. 최대의 이점은, 막대의 추진력 덕분에 보폭이 크게 넓어지고, 나이가 들어 굳기 쉬운 고관절이 유연해지는 것입니다. 어깨나 상박, 등의 근육을 사용하기 때문에, 놀랄 만큼 자세가 좋아집니다. 해보면 팔의 추진력으로 쓱쓱 나아가, 탈것에 타고 있는 듯한 상쾌감함이 느껴져, 더는 일반 워킹으로는 돌아가기 힘듭니다. 동호회 사람들로부터 등과 목의 결림이 풀렸다거나, 복부의 셰이프업 효과가 있다는 이야기도 들었습니다.

노르딕 워킹을 할 때에는, 워킹슈즈, 그리고 전용막대를 준비해주십시오. 스포츠용품점에서 5000~1만2천 엔 정도에 판매됩니다. 가볍고, 그립감이 좋고, 신장에 맞는 길이로 조절할 수 있으며, 끝부분에 아스팔트의 충격을 누그러뜨려 주는 탈착식 고무 커버가 있는 것을 고르는 것이 좋습니다.

기본적으로는 '걷기'뿐이니, 특별히 어려운 규칙은 없고, 초심자라도 20분만 시간을 들이면 마스터할 수 있습니다. 다음 설명을 참고하여, 주 3~5회, 1회 30분입니다. 경쾌한 노르딕 워킹을 시작해보는 것은 어떻습니까?

달리기를 하려면, 무릎 관절에 주의를

여러분 중에는, 런닝을 습관처럼 하고 계신 분도 있으시리라 생각합니다. 결정적으로 워킹과의 차이점은, 순간 몸이 공중으로 뜨는 것입니다. 런닝으로 착지를 할 때는, 다리에 체중의 5배의 무게가 실립니다.

런닝슈즈가 진화하여, 밑창의 쿠션이 비약적으로 좋아지면서, 현대인은 달릴 때 발뒤꿈치부터 착지하게 되었습니다. 그 순간, 충격은 발뒤꿈치에서 무릎관절로 직접 전달됩니다. 이 때문에, 아무리 고급 런닝슈즈를 신어도, 나이가 들면 무릎관절의 통증을 호소하는 사람이 증가합니다.

한편, 맨발로 달리면 반드시 발끝으로 착지를 합니다. 왜냐하면, 모지구(엄지발가락에 붙어 있는 근육)에서 발뒤꿈치에 걸쳐, 발 안쪽에 있는 26개의 작은 뼈 관절이 착지의 충격을 잘 흡수하고, 게다가 아

노르딕워킹

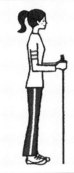

막대를 바로 세웠을 때, 팔꿈치가 90도가 되도록, 막대 길이를 조정합니다. 신장의 0.68배가 기준입니다. 막대를 잡으면 등 근육이 펴지고, 좌우 밸런스를 맞춘 바른 보행자세를 유지할 수 있습니다. 턱을 가볍게 당기고, 시선은 걷는 방향으로 향합니다.

★ 아스팔트 길을 걸을 때는, 막대의 끝부분에 충격을 흡수하는 고무를 장착합니다.

기본 걷는 법 ①

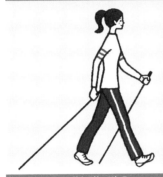

오른쪽 발을 앞으로 딛고, 확실하게 착지합니다. 동시에 반대쪽 팔(좌)을 앞뒤로 흔들며, 막대를 앞뒤 다리 사이 지면에, 대각선 후방으로 기울여 누릅니다. 그립이 허리 위치에 올 때까지 누릅니다.

기본 걷는 법 ②

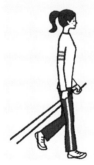

지면에 닿아 있는 막대를 뒤로 미는 힘을 이용하여, 체중을 앞으로 이동시킵니다. (배꼽이 앞으로 당겨지는 느낌으로).

기본 걷는 법 ③

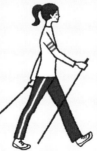

같은 방법으로 왼쪽 발을 전진합니다. 막대로 체중을 지탱하기 때문에, 비만경향이 있는 사람이라도, 허리와 무릎관절에 부담이 적습니다.

킬레스건이 완충역할을 해주기 때문입니다. 인체공학적으로는 '발끝으로 착지하고, 발 안쪽에서 확실히 지면을 감싸는 느낌으로 뛴다'가 정석입니다.

멕시코의 산악지대에 사는 타라우마라족은, 바닥이 낮은 샌들로 1일 100km를 달려 이동합니다. 그러나 이렇게 장거리를 계속 달려도 관절이 아프지 않은 이유는, 실로 맨발의 런닝비법이라고 해도 좋을 것입니다.

이 점에 착안해서 스포츠업계에서는 맨발에 가까운 감촉의 '베어풋슈즈' 개발을 진행하여, 관절 고장을 예방하는 '베어풋러닝'을 주창하는 지도자도 늘고 있습니다. 런닝이나 조깅을 하는 사람은, 무릎에 부담을 주지 않도록 자신의 달리기 자세를 다시 짚어봅시다.

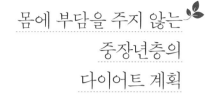

몸에 부담을 주지 않는
중장년층의
다이어트 계획

비만의 원인은 유전보다 생활습관

'살이 찌는 것은 유전이니 방법이 없어…' 다이어트에 좌절하면, 무심코 이런 핑계가 흘러나옵니다. 비만유전자는 60종류 정도가 발견되었고, 일본인 3명 중 1명은 강력한 비만유전자를 가지고 있습니다.

그러나 "비만유전자를 가지고 있다=비만"은 아닙니다. 예를 들면, 미국대륙의 원주민인 피마족도 같은 유전자를 가지고 있습니다. 그러나 전통적인 유목생활을 했던 20세기 초반까지는 모두 날씬하고, 당뇨병을 앓는 사람도 거의 없었습니다. 그런데 현대적 아파트에서 살고, 서구적 식생활을 시작하면서부터, 많은 사람들이 극도의 비만과 메타볼릭증후군을 호소하게 되었습니다.

만약, 당신의 가족이 전원 비만이라면, 유전을 의심하기보다는 살

찌기 쉬운 생활습관을 의심해주십시오. 중장년층의 이상적인 체중은, 20세 때와 비교해서 5kg이내입니다. 10kg 이상 살이 쪘어요! 하는 사람은 위기감을 가지고 다이어트에 몰입합시다. 또한 체지방률이 30%를 넘는다면, 메타볼릭증후군의 가능성이 높으므로, 바로 감량을 하십시오! 메타볼릭증후군을 기점으로 동맥경화, 당뇨병, 뇌졸중, 심질환, 암, 치매 등의 중대한 질환이 도미노처럼 덮쳐오는 위험이 매일매일 높아지고 있습니다.

내가 외래에서 만난, 또 하나의 심각한 문제점은, 무릎통증=변형성무릎관절증입니다. 관절의 쿠션역할을 하는 연골이 나이 들면서 닳아 없어지면, 뼈끼리 직접 서로 닿아 변형됩니다. 그 때문에 관절 내에 염증과 강한 통증이 발생하는 질환입니다. 보통 걷는 것만으로도 무릎에 체중의 3배, 달리면 5배의 하중이 전달된다고 합니다. 체중이 증가하면, 당연히 부하는 커집니다. 게다가 다리와 허리의 근력 저하에 박차가 가해집니다. 유감이지만, 현대 의학으로는 연골을 재생시킬 수 없습니다. 증상이 진행되면 걷는 것도 자유롭지 못하게 되어, 최악의 경우에는 인공관절 치환수술을 받게 됩니다.

식생활 개선을 위한 7가지 기본적인 규칙

여성 비만에는 대체로 2가지 타입이 있습니다. 첫 번째는 갱년기 전후부터 급격히 쩌서 배가 볼록 나오는 타입입니다. 이 타입의 사람은, 소장을 지탱하는 장간막에, 내장지방이 찰싹 들러붙어 있습니다.

피하지방 타입	갱년기 비만 타입
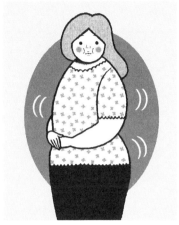	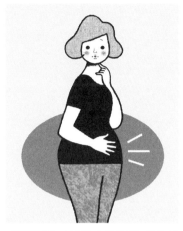
목, 등, 엉덩이, 손 등 전체적으로 통통합니다.	전체적으로는 날씬한 느낌이지만, 복부 주변이 볼록하게 나왔습니다.

다행히 다이어트 효과는 바로 나타날 수 있는 타입입니다. 다른 하나는, 출산을 계기로 서서히 체중이 증가하여 등이나 엉덩이에 군살이 붙어, 피하지방이 늘어난 타입입니다. 이 쪽은 질병의 위험이 비교적 적지만, 에너지를 장기간 저장하는 기능이 있는 지방세포가 비대해져 있기 때문에, 다이어트는 장기전이 됩니다.

날씬해지기 위해서는, 먼저 침실에 체중계와 노트를 두고, 기상 시와 취침 전의 체중을 매일 기록하고, 식사와 행동을 돌아보는 습관을 길러주십시오. 목표는 6개월 동안 현재 체중의 5%를 감소시키는 것입니다.

무리를 하면 요요 현상이 발생하여, 오히려 혈당치가 상승합니다.

기본이 되는 것은, 칼로리 섭취를 70%로 억제하는 행동요법입니다. 식사 메뉴는 설탕과 동물성지방(생선은 제외한다)을 피하는 것만으로 지금까지와 크게 바꿀 필요는 없습니다. 그리고 아래의 7가지 규칙을 지킵시다.

① 한 입, 30번 씹기

뇌의 시상하부에 있는 만복중추에 '포만' 사인을 보내는 것은, 지방세포가 분비하는 렙틴이라는 호르몬입니다. 음식을 씹으면 렙틴이 분비되고, 만복중추가 자극받을 때까지는, 식사 시작 후 약 20분 정도가 걸립니다. 그렇기 때문에 빨리 먹는 식습관은 만복감을 얻지 못하고, 과식을 하게 됩니다. 한 입에 30번 씹기를 습관 들이도록 합시다. 음식을 입에 넣고, 젓가락을 바로 받침대에 올려놓으면, 잘 실천할 수 있습니다.

② 3식, 규칙적으로 먹기

218쪽의 그래프를 봐 주십시오. 3식을 제대로 먹는 A씨, 아침을 거르는 B씨, 저녁만 먹는 C씨, 3명의 실험 데이터입니다.

아침을 먹어두면, 소량의 인슐린이 분비되어, 지속적으로 작용하는 것을 알 수 있습니다. 한편 공복기간이 길어지면, 혈당치는 급격한 각도로 변동합니다. 인슐린이 과잉 분비되기 때문에, 포도당이 점점 지방으로 변환되어 지방세포에 비축됩니다. 1일 섭취량 1000kcal

의 C씨가, 합계 2200kcal의 A씨보다 당연히 살이 찌는 것입니다.

③ 우선, 야채부터 먹자

식사 초반에 많은 야채와 버섯을 먹읍시다. 그 다음 메인 요리인 고기나 생선으로 단백질과 지방을 섭취하고, 마지막으로 밥과 빵으로 탄수화물을 섭취합니다.

식물섬유는 소화 효소로는 분해되지 않고, 위나 소장에 길게 머물기 때문에, 나중에 들어오는 당이나 탄수화물의 소화·흡수의 속도가 더디어집니다. 인슐린 분비는 필요한 만큼 최소화됩니다.

④ 점성이 있는 식품을 하나 더 추가한다

낫또나 오크라, 참마, 연근 등의 점성이 있는 성분은 '무틴'입니다. 당이나 탄수화물을 감싸듯 코팅을 해서, 포도당의 생산을 늦추어줍니다. 밥과 함께 먹어, 혈당치의 급상승을 억제합시다.

무틴에는 점막조직을 지키는 기능이 있어, 우리 체내에서도 분비되고 있습니다. 점성이 있는 식품은 속에도 편한 메뉴입니다. 단지 열에 약하기 때문에, 가열조리는 최대한 피하도록 합니다.

식사횟수와 혈당치

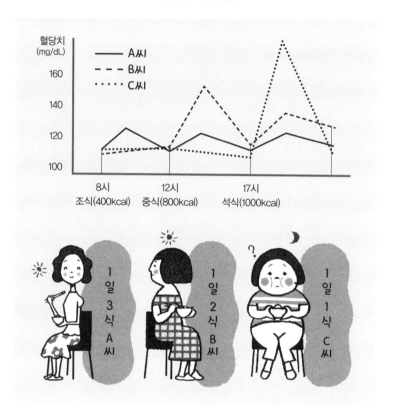

⑤ 저GI 식품을 적극적으로

GI(글리세믹·인덱스) 수치란, 식품에 포함되어 있는 당이나 탄수화물이, 체내에서 포도당(글루코스)으로 변환되는 속도를 측정한 수치입니다. 이것이 낮으면 먹어도 혈당치가 잘 오르지 않고, 인슐린 반응이 느립입니다. 현미, 비정제 전립분을 사용한 빵이나 파스타, 그리고 대두 등의 콩류, 고구마, 사과, 토마토, 아보카도 등이 대표적입니다. 반대로 고GI 식품은 백미, 우동, 떡, 감자, 과일주스 등입니다. 식단에도 약간의 고민이 필요합니다.

⑥ 야식은 하지 않는다

체내에는 주야의 리듬이 합쳐져 대사를 조절하는 다양한 '시계유전자'가 있습니다. 그중에서, 지방을 합성해서 모은 것이 'BMALl'입니다. 오전 2~4시에 가장 잘 기능하기에, 심야의 식사는 곧바로 지방이 됩니다. 저녁식사가 늦어지는 사람은, 주간에 확실히 몸을 움직이는 습관을 가져야 합니다. 교감신경이 우위인 낮에는, 에너지 소비를 촉진하는 오렉신이라는 호르몬이 뇌 시상하부에서 분비됩니다.

⑦ 뷔페식 음식점엔 가지 않는다

마음껏 먹고 마시는 뷔페식 음식점에서, 조금 모자란 듯 먹는 사람은 거의 없겠지요. 평소 식사에서도 밥 한 공기 이상은 먹지 않도록 해야 합니다. 큰 접시에 가득 담겨 있는 반찬은, 처음부터 본인 앞접시에 먹을 만큼 담아 먹도록 합시다.

다이어트의 함정, 골다공증을 막다

칼로리는 70%로 억제해도, 필요한 영양소는 유지해야 합니다. 특히 갱년기에 접어들면, 골다공증의 위험이 증가합니다. 다이어트를 하는 중에도 칼슘, 비타민D, 비타민K의 섭취를 신경써야 합니다.

근육이나 피부 탄력을 유지하기 위해, 양질의 단백질도 필수입니다. 고기보다 생선이라고 생각하는 분이 많겠지만, 돼지고기의 비타민B$_1$함유량이 뛰어나며, 닭고기에는 카르노신이라는 피로회복에 효과 좋은 성분이 있습니다. 고기와 생선은 번갈아 식탁에 올리면 좋습니다.

칼로리를 줄이면서, 비타민, 미네랄, 피토케미칼 등의 영양을 확실히 섭취할 수 있도록, 앞에서 말했듯이 아침을 가정식 야채주스로 바꾸는 것도 추천합니다. 제철 야채를 2~3종, 과일을 1~2종, 물 또는 우유, 요구르트, 두부 등을 적절히 넣어서 믹서로 돌립니다. 저는 한 끼로 500CC를 마시고 있습니다. 소화 시간이 길어 포만감도 있고 충분히 만족하고 있습니다. 갑자기 간식이 먹고 싶어질 때에는, 건조과일과 견과류를 먹으면 좋습니다. 1일 30g 정도면 칼로리를 초과하지 않고, 식물섬유나 양질의 식물성 단백질, 지방을 섭취할 수 있습니다.

운동으로 기초대사를 높여, 날씬해지기 쉬운 몸으로

중장년층의 다이어트에는 식생활 개선과 함께, 운동을 빠뜨려서는 안 됩니다. 근육을 움직이면 먼저 근육 속 당질인 글리코겐, 이어서 혈액 속 당, 마지막으로 지방세포의 지방이 당으로 변환되어 사용됩니다. 1시간 걷기를 해도 소비칼로리는 약 170kcal이기에, 이것만으로 날씬해지는 것은 조금 무리이겠지요. 그러나 기초대사가 높아지면 지방을 줄이는 에너지 사이클이 생깁니다. 걸레질이나 세차, 옷장정리 등 가사를 할 때에도 제대로 몸을 움직입시다.

운동이 힘든 분이라도 가볍게 할 수 있는 것이 밸런스볼입니다. 직경 20cm 전후의 미니 사이즈를 준비해서, 의자 위에 놓아주세요. 컴퓨터를 할 때, 텔레비전을 볼 때, 볼 위에 앉은 것만으로 이너머슬이 단련됩니다. 이너머슬은 몸 안쪽에 있어 밖에서는 보이지 않는, 자세를 유지할 수 있게 하는 근육입니다. 하루 30분부터 시작해, 조금씩 시간을 연장해갑시다.

밸런스볼을 사용한 운동의 또 하나의 효능은 골반저근군의 강화입니다. 골반저근군이란 방광과 요도, 직장과 항문, 자궁과 질을 아래에서부터 해먹과 같이 지탱하고 있는 근육군입니다. 나이가 들어 몸이 쇠약해지면, 복압성요실금이나 직장탈출증, 자궁탈출증의 원인이 되는 경우가 있습니다. 특히 기침이나 재채기, 무거운 것을 들 때의 반동으로 오줌을 지리는 복압성요실금은, 40대 이상 여성의 3분의 1이 경험한다고 알려져 있습니다. 부끄럽다고 혼자서 끙끙 앓지 말고, 초기에 전문의를 찾아 진찰을 받는 것이 중요합니다. 그러나 예방과 증상완화를 위해 이 운동으로 도움을 주십시오.

밸런스볼을 사용한 운동

A. 볼 위에 앉아보자

예상 못한 방향으로 중심이 쏠리기 때문에, 자세를 유지
하려 하면서 이너머슬이 단련됩니다. 1일 30분 정도, 매
일 계속합니다. 골반저근군의 강화에는, 요도, 질, 항문
의 주변 근육을 순서대로 의식하면서, 5~10분씩 조여
줍니다.

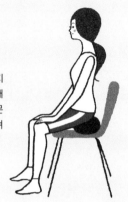

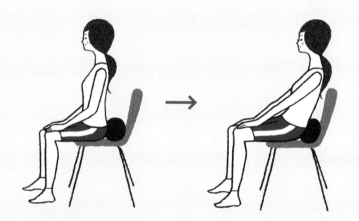

B. 허리 움직임을 부드럽게 하는 운동

① 의자에 살짝 앉아 가볍게 다리를 벌려, 좌골(궁둥뼈)을 찌르는듯이 등 근육을 뻗어서 앉고, 등
받이와 엉덩이 사이에 볼을 놓습니다.

② 숨을 내쉬면서 천천히 좌골을 앞으로 밀어내고, 허리와 엉덩이의 한가운데 부근에 있는 선골
(부채살)을 볼로 누릅니다. 목과 어깨는 완화시키며, 힘과 반동으로 척추를 움직이지 않도록
주의합니다. 숨을 들이마시면서 원래 자세로 돌아옵니다. 1세트 3~5회. 매일 최소 1세트를
기준으로 합니다.

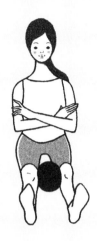

C.골반저근군을 단련하는 운동

양 발을 쭉 뻗어 바닥에 앉아, 무릎 사이에 볼을 끼웁니다. 엉덩이를 좌우로 번갈아 앞으로 밀면서 직진. 같은 방법으로 후진해서 원래의 위치로 돌아옵니다.

운동할 때에는, 직경 20cm 정도의 운동 볼을 사용해주세요. 한 손으로 잡았을 때, 조금 힘을 주면 표면이 눌릴 정도로 부풀립니다. 고무볼이나 비치볼을 사용하면 위험합니다. 발바닥 전체가 닿는 높이의 의자를 사용합니다. 발바닥이 닿지 않을 때는, 받침대 등을 사용해 다리를 편안하게 합니다.

자고 있는 사이에
차이가 생기는
최강동안자의 수면법

생체시계가 만들어내는 수면의 메커니즘

간밤에 푹 잤습니까? 하루 활동을 마치고, 침대에서 다리와 팔을 쭉 뻗는 상쾌한 기분은 무엇과도 바꿀 수 없습니다. 그러나, 후생노동성에 따른 국민건강·영양조사의 데이터(다음 페이지의 그래프)를 보면, 40~50대의 여성은 왠지 수면부족인 느낌입니다. 50대 이후는 수면에 관한 불만도 훨씬 많습니다. 숙면을 위한 지혜를 소개하겠습니다.

수면시간과 건강의 관계에 대해, 48만 명을 대상으로 한 미국의 대규모 조사에서, 1일 7시간 자는 사람의 사망위험이 가장 적다는 결과가 나왔습니다. 단지 "7시간 수면을 계속하면, 건강하게 살 수 있다"는 것은 아닙니다. 원래 질환을 갖고 있는 사람은 그 영향으로

여성 평균 수면시간

연령	6시간 미만	6시간 이상 7시간 미만	7시간 이상
20~29세	32.4%	39.6%	28.0%
30~39세	32.3%	37.9%	29.8%
40~49세	46.1%	38.7%	15.2%
50~59세	45.8%	37.6%	16.6%
60~69세	32.9%	38.9%	28.2%
70세 이상	23.5%	32.0%	44.5%

참조 : 후생노동성 2010년 〈국민건강·영양조사 결과 개요〉

수면이 길어지거나 짧아지는 가능성이 있습니다. 게다가, 연령차나 개인차가 크기 때문에, 그다지 시간에 얽매일 필요는 없습니다. 좋은 수면을 의학적으로 정의하면, "다음 날, 졸린 느낌 없이, 육체 및 정신활동에 지장이 없다"라고 할 수 있습니다. 수면 시간보다 중요한 것은 만족도입니다. 수면에 관한 불만을 분류하면, "잠들기가 힘든 입면장애"와 "도중에 몇 번이나 잠이 깨는 지속장애", "동틀 무렵 잠이 깨서, 더 이상 잘 수 없다는 조조각성", "제대로 잔 것 같지 않다는 숙면장애" 등 4가지 타입이 있습니다. 복합형도 있지만, 제일 큰 원인으로 생각되는 것은, "체내시계(시계유전자)"의 혼란입니다.

생체시계는 지구의 자전리듬에 맞추어 사람의 생명활동을 통제

뇌의 단면도

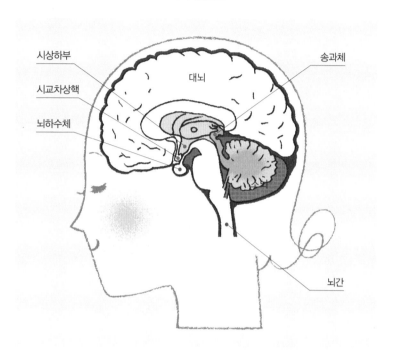

시상하부

시교차상핵

뇌하수체

대뇌

송과체

뇌간

하는 시스템입니다. 뇌 시상하부에 있는 시교차상핵을 사령탑으로,
같은 시상하부에 있는 자율신경을 매개로, 전신 세포에서 활동하고
있습니다. 자율신경에는 활동모드인 교감신경과 휴식모드인 부교감
신경의 2계통이 있고, 혈압과 맥박, 체온, 호르몬 분비, 세포 에너지
대사 등 체내 환경이 낮과 밤에 절묘하게 컨트롤되고 있습니다. 진화
의 과정에서 획득한 이 능력 덕분에, 사람은 건강한 육체와 정신을
갖게 되었습니다. 그러나, 현대사회에서는 저녁의 과도한 스케줄이나

스트레스 탓에, 생체시계의 리듬이 흐트러지는 사람이 크게 증가하고 있는 것입니다.

그럼 수면 메커니즘을 봅시다. 밤이 되어 어두워지면, 시교차상핵에서 바로 위의 송과체에 직접 명령이 도달하여 멜라토닌이라는 신경전달물질이 샤워하듯이 방출됩니다. 이것은 다른 이름으로, "뇌수면약"이라고 불립니다.

분비와 거의 동시에, 시상하부 수면중추에서는 진정작용이 있는 신경전달물질 GABA가 퍼집니다. GABA는 주간 활동에서 흥분되어 있는 뇌신경을 억제합니다.

또한 사람이 깨어있는 동안은 프로스타글란딘D_2나 아데노신 등의 수면물질이 뇌 속으로 모입니다. 운동을 하면 피로물질인 젖산이 근육에 축적됩니다. 이 수면물질도 휴식을 구하는 뇌의 피로물질이라고 생각하면 됩니다.

멜라토닌·GABA·수면물질 이 3가지의 상승작용으로, 뇌는 잠을 자도록 유인되는 것입니다.

또한 멜라토닌은 세포를 약화시키는 활성산소를 격퇴하는 높은 항산화작용과 면역기능의 활성작용이 잘 알려져 있습니다. 분비가 가장 활발한 때는 오전 3시경입니다. 이 시간대에 깊은 수면을 취하는 만큼 안티에이징 효과를 기대할 수 있습니다.

역할이 다른 2가지의 수면

수면중 뇌파의 차이에 의해, 수면은 '논렘수면(깊은 수면)'과 '렘수면(얕은 수면)' 2종류로 분류할 수 있습니다.

논렘수면은, 뇌도 몸도 휴식하는 수면입니다. 이때의 뇌파는 알파파(α파)→ 세타파(θ파)→ 델타파(δ파)로 주파수를 낮춰가고, 자율신경도 휴식모드의 부교감신경이 우위에 있습니다. 체온, 맥박, 혈압은 낮게 안정되고, 뇌와 신체는 말끔히 피로를 회복해갑니다.

또한 논렘수면 시에는, 뇌하수체에서 성장호르몬이 왕성하게 분비됩니다. 이것은 성장기에 키가 크도록 도와주는 호르몬으로 성인이 된 이후에도 뼈와 세포의 신진대사를 촉진시킵니다. 수면은 골다공증 예방과 건강한 모발과 피부를 만드는 데에도 꼭 필요합니다.

한편, 렘수면은 신체만의 수면입니다. 깨어 있을 때와 같이, 뇌파의 주파수가 높고, 자율신경은 활동모드의 교감신경과 휴식모드의 부교감신경 양쪽이 활성화되어 있습니다.

뇌 속에서 특히 활발하게 움직이고 있는 것은 대뇌변연계의 '해마'와 '편도체'입니다. 해마는 오늘 있었던 일을 기억하는 단기 메모리입니다. 렘수면 중에 중요한 기억을 해마에서 장기 메모리인 대뇌피질로 옮깁니다. 한편, 편도체는 감정을 주관하는 부위로, 이쪽은 렘수면 중 기분을 정리합니다. 굉장히 화가 나는 일이 있었는데, 하룻밤 자고 났더니 가라앉았다는 경험은 이 작용에 의한 것입니다.

요컨대, 렘수면은 뇌의 관리와 유지를 위한 시간입니다. 낮에 뇌에 들어온 방대한 정보를 정리해서 내일을 대비합니다. 그리고 이 작업을 하고 있을 때, 사람은 '꿈'을 꾸는 것입니다. 옛 생각이 선명하게 떠오르거나 희로애락을 느끼는 것은, 해마와 편도체의 영향이라고 생각하면 납득이 될 것입니다.

평상시 사람이 잘 때는 논렘수면으로 들어가서, 렘수면으로 이동합니다. 한 세트에 합계 90~120분으로 이것을 하룻밤에 4~5세트 반복합니다.

불면을 해소하는 6가지 포인트

그러면 기분 좋게 잠들기 위한 방법을 살펴봅시다.

① 아침에는 정해진 시간에 일어난다

푹 자지 못한 날의 아침에도, 제시간에 침대에서 나옵니다! 흐트러진 생체시계를 리셋하는 데는 이것이 제일 좋은 방법입니다. 또한 일어나는 타이밍도 중요합니다. 수면 사이클의 경계, 마침 렘수면이 끝날 때쯤 잠에서 깨면 머리가 상쾌하고 피로감도 남아 있지 않습니다. 최근에는 침구 밑에 깔거나 머리맡에 두는 수면센서가 시판되고 있습니다.

뒤척임이나 호흡하는 모습에서 수면의 상태를 감지합니다. 알람을 설정하면 그 전후로 베스트타이밍을 선택하여 깨워주는 기능이 있어 매우 편리합니다.

② 멜라토닌과 GABA를 늘린다

멜라토닌은 앞으로 언급할 신경전달물질 세로토닌에서 합성됩니다. GABA는 쌀겨, 배아 차잎 등에 풍부합니다. 간편한 서플리먼트도 판매되고 있으니 이용해보셔도 좋겠습니다. 또한 아미노산의 한 종류인 글리신이 수면의 질을 높인다는 연구 보고도 있습니다. 글리신은 새우나 가리비, 청새치다랑어와 같은 어패류에 많이 함유되어 있습니다.

③ 침실의 환경만들기

멜라토닌은 어두울수록 활발히 만들어지기 때문에, 조명은 콘센트수면등 정도가 좋습니다. 쾌적하게 잠들기 위한 실내온도는 여름에는 25℃, 겨울에는 18℃가 기준입니다. 텔레비전, 컴퓨터, 휴대전화는 잠들기 2시간 전에 꺼둡니다. 액정화면의 빛은 뇌를 각성시키고, GABA의 기능을 악화시킵니다. 어깨가 결리지 않는 독서, 고요한 음악, 진정작용이 있는 아로마테라피 등 자기만의 '수면의식'을 갖는 것도 좋은 방법입니다.

④ 미지근한 물로 목욕하기

잠들기 1시간 전에 38~40℃의 미지근한 물에 10분간 느긋하게 목욕을 해봅시다. 부교감신경이 우위가 되어 편해집니다. 논렘수면 직전에는 심부체온(직장체온)이 떨어지므로, 컨디션을 만들기에 최적입니다. 욕조에서 느긋하게 복식호흡을 하면, 뇌에서 알파파가 나옵니다. 수압에도 몸의 결림과 긴장을 풀어주는 효능이 있습니다.

⑤ 취침 전 술은 역효과

알코올은 GABA의 기능을 돕기 때문에, 잠들기에 편한 것은 확실합니다.

그러나 후반의 논렘수면을 방해하고, 중간에 깰 수 있어 결과적으로는 역효과입니다. 이뇨작용으로 화장실도 자주 가게 됩니다.

⑥ 질병 체크

수면을 방해하는 질병에는 '수면 시 무호흡증후군'이 있습니다. 이것은 비만, 근육의 이완, 턱의 좁은 뼈대가 원인으로, 자고 있는 중에 기도가 좁아지고, 호흡이 제대로 되지 않는 것입니다. 수면 중에 스스로 깨닫지 못하는 경우가 많고, 자도 자도 이상하게 잠이 부족하다는 경우에는, 수면외래를 방문하여 숨겨져 있는 질병이 있는지 확인하는 것이 좋습니다. 대책으로는 혀가 목구멍 안으로 말려들어가지 않도록 지탱해주는 마우스피스라든지, 수면 중에 공기를 공급해주는 마스크를 착용하는 CPAP요법 등이 있습니다.

그럼, 마지막으로 낮잠과 관련된 솔깃한 정보가 있습니다. 쓰쿠바 대학 대학원 인간종합과학 연구과의 아사다 타카시 교수에 따른 조사에서, 1일 30분 이내의 낮잠을 습관적으로 자는 사람은, 알츠하이머병의 발병 확률이, 낮잠을 자지 않는 사람의 5분의 1수준으로 낮다는 사실을 밝혀냈습니다. 반면 1시간 이상 낮잠을 자는 사람은 발병확률이 높아진다고 합니다. 좋은 낮잠을 자기 위한 4가지는 ① 알람 시계를 설정해두기 ② 밝은 침실에서 ③ 침대가 아닌 의자나 소파를 이용 ④ 1주일에 3일 이상 자기입니다. 짧은 시간의 논렘수면이라면, 체내시계의 영향은 걱정하지 않아도 됩니다. 이만큼 편하고 돈 안 드는 건강법을 시험해보지 않을 이유가 없습니다.

아침 활동으로 몸도 마음도 안티에이징

좋은 하루는 좋은 아침에서부터 시작된다

효과적인 수면법을 익혔다면 이제는 태양과 함께 아침 일찍 일어나는 "아침활동朝活"을 습관화하지 않겠습니까? 상쾌한 공기 속에서 일과 공부는 잘되고, 취미시간으로 몸을 맡기기에도 최적입니다. 생체시계의 리듬을 따름으로써 충실한 하루를 시작할 수 있습니다. 심신을 산뜻하게 깨워주고 안티에이징에도 도움이 되는 아침 습관을 소개하겠습니다.

교감신경의 스위치 누르기

아침에 상쾌하게 눈을 뜨는 일의 중요한 점은 수면 중에 우위를 차지하는 부교감 신경에서 교감 신경으로의 자연스러운 전환이다.

우선 침대 위에서 몸을 워밍업하여 혈액순환을 촉진시키고, 맥박과 체온을 천천히 올려갑니다.

트위스트 체조

정면으로 누운 채로 양쪽 무릎을 세우고 좌우 교대로 30회씩 바닥에 눕힌다. 허리를 비트는 동작으로 위장도 서서히 운동을 시작한다.

목 체조

앞에서 말한 미우라 케이조 씨가 실천하던 체조. 침대 끝 쪽에 걸터앉아 목을 전후로 20회 꺾어준다. 그 다음엔 목을 좌우로 20회, 그리고 둥글게 20회 돌려준다. 어깨부터 목으로 혈류가 좋아지고 기분이 산뜻해진다. 동시에 귓속 반고리관을 자극함으로써 균형 감각도 예민해진다.

생체시계를 리셋하기

인간의 하루 동안의 생체시계를 서캐디언 리듬(생체리듬)이라고 하는데 실제로는 약 25시간으로 조금 길게 설정되어 있습니다. 그것을 매일 지구의 자전 주기에 딱 맞게 조절시켜 주는 것이 햇빛입니다.

눈을 뜨면 창가에서 커튼을 열고, 아침 햇살을 충분히 쬐어주세요. 맑은 날의 햇빛은 10만 룩스, 흐린 날은 1만~5만 룩스, 우천 시에도 2000~5000룩스입니다. 밝아 보이는 편의점 조명이라도 1500

룩스 정도라고 하니 자연 빛을 당해낼 수 없습니다. 늦게 자고 늦게 일어나, 낮에 외출할 기회가 적은 사람은 생체시계를 제대로 리셋할 수 없기에 "시차부적응"이 만성이 되어버릴 가능성이 있습니다. 자칫 자율신경실조증의 원인이 될 수도 있으므로 주의합시다.

심호흡으로 산소 마시기

우리가 하루에 소비하는 산소는 약 360~600L, 그중 뇌는 25%를 사용하고 있습니다. 산소를 충분히 들이마셔 뇌에 시동을 겁니다.

최근 연구에서 폐 전체를 이용한 심호흡을 반복하면 폐포에서 '프로스타글란딘 I2'라는 물질이 분비되는 것으로 판명되었습니다. 이 물질은 혈관을 확장해서 혈압을 안정시키거나, 혈관을 수축시켜 호르몬 분비를 억제하는 작용을 합니다. 혈관 내벽에서 콜레스테롤의 침입을 막는 기능도 있어 동맥경화 예방에 효과적이라고 알려져 있습니다.

평상시 호흡에서 우리는 호흡기관의 70~80%밖에 사용하지 않습니다. 복식호흡과 흉식호흡을 번갈아 하는 '전폐식호흡법'을 한다면 잠들어 있는 세포를 움직이게 할 수 있습니다. 복식호흡은 폐의 아래쪽, 흉식호흡은 폐의 위쪽을 넓혀주므로 양쪽을 합치면 산소를 마시는 폐포가 모두 활발히 기능하게 됩니다.

복식 호흡

① 등을 똑바로 펴고 서서 배꼽 밑에 양손을 대고 배가 들어가는 것을 확인하면서 입으로 숨을 뱉어냅니다. ② 배가 나오는 것을 확인하면서 코로 숨을 마십니다. 단숨에 들이마시지 말고, 셋을 세는 동안에 마신 후 잠시 숨 멈추기를 3번 반복하면서 배가 가득찰 정도로 들이마십니다. ③ 입으로 숨을 뱉습니다. 입을 오므려서 최대한 얇고 길게 뱉어내도록 합니다.

흉식 호흡 ① 등을 똑바로 펴고 서서 어깨를 움츠리고 입으로 숨을 뱉어냅니다. ② 양손을 크게 벌려 가슴을 펴고 코로 숨을 마십니다. 복식 호흡과 마찬가지로 하나 둘 셋 리듬에 맞춰 3번 반복하면서 가슴 가득 들이마십니다. ③ 입을 오므려서 천천히 숨을 내뱉습니다. 이때 어깨도 함께 움츠립니다.

이 복식 호흡과 흉식 호흡을 번갈아 5회씩 실시합니다.

몸 상태 체크하기

체중과 혈압은 매일 아침 같은 조건에서 측정하는 것이 가장 좋습니다. 체중이 며칠 동안 늘어난다면 식생활을 되돌아 봅시다. 살이 찌고 나서 다이어트를 하려면 힘이 듭니다. 단 음식이나 탄수화물을 줄이는 등 빠른 조치를 취합니다.

아침에 일어났을 때에 공복감을 느끼십니까? 위가 비어 있으면 위에서 소화관 호르몬인 그렐린이 방출되어 시상하부의 섭식 중추를 자극합니다. 그렐린은 뇌에서 기억을 관장하는 해마의 신경세포를 늘려, 신진대사를 촉진시키는 성장호르몬을 활성화시키는 안티에이징 효과도 있습니다. 아침에 식욕이 없다면 어제 저녁에 과다섭취를 한 때문입니다.

따뜻한 물 한 잔으로 수분 보충하기

잠자는 동안 호흡과 함께 300~500ml의 수분이 체내에서 손실됩니다. 혈액 농도가 진해지면 혈전이 생기기 쉽기 때문에 뇌경색이나 심근경색 발병률이 이른 아침에서 오전 중에 높습니다. 따뜻한 물한 잔으로 수분을 보충함과 동시에 배부터 체온을 올려주십시오. 차가운 물은 교감신경을 둔하게 합니다. 몸이 찬 사람은 이와 함께 목 뒤에 뜨거운 물수건을 대보십시오. 머리가 맑아집니다.

운동 시작

심신을 각성시키는 효과가 가장 높은 것이 운동입니다. 기상 시 운동과는 별도로 아침 식사 전에 20~30분 정도 몸을 움직입니다. 뇌 혈류가 늘고 기억력이나 사고력이 높아져 업무 효율도 좋아집니다. 에너지 대사도 소비 모드로 완전히 전환되기에 비만 대책에도 좋습니다.

걷기, 요가, 스트레칭 등 외에도 최근 재조명되고 있는 것이 국민체조입니다. 전신 근육을 구석구석 사용하기 때문에 몸 점검에 안성

맞춤입니다. 아침 시간 지역 활동으로 실시하는 경우가 많으니, 참가해보면 어떨까요.

아무리 해도 시간이 나지 않는 날에는 5분간의 신문을 음독합니다. 안면 근육과 혀를 움직이면 뇌의 신경 세포가 광범위하게 활동하여 사고력과 커뮤니케이션 능력을 관장하는 전두전야(전두엽 앞부분)가 활성화됩니다.

스트레스를 완화시키는 세로토닌은 아침에 만들어진다

'아침활동朝活'을 권장하는 또 하나의 이유는 신경전달물질인 세로토닌을 활성화하기 때문입니다. 뇌에서 신경 세포에 정보를 전달하는 신경전달물질은 60종류 정도가 있습니다. 그중 기분에 관여하는 물질에는 의욕을 끌어내는 노르아드레날린, 쾌감과 관련된 도파민, 엔도르핀 등이 있습니다. 최근 특히 주목받고 있는 것이 진정작용을 가지고 있는 세로토닌입니다. 초조함과 답답함을 완화시켜 스트레스에 대한 저항력을 길러줍니다.

우울증에 걸린 사람은 세로토닌의 양이 크게 감소하는 것으로 알려져 있으며, 세로토닌이 부족하면 상처나 두통, 신경통 등의 육체적인 통증을 심하게 느끼게 됩니다. 앞에서 말한 바와 같이, 야간에는 잠을 유도하는 신경전달물질 '멜라토닌'으로 바뀌기 때문에 충분한 양의 세로토닌이 방출되지 않으면 불면증의 원인이 되기도 합니다. 또한 깨어있는 동안 중력에 맞서 자세를 유지한다든지, 눈꺼풀이나 볼을 당겨 올리는 근육(항중력근)을 강화하는 것도 세로토닌으로 젊음을 유지하는 역할도 합니다.

아침에 일어나 태양열을 느낄 때. 생체시계가 리셋되어 뇌가 아침이 왔다고 인식하면 멜라토닌이 줄고 세로토닌의 분비가 증가합니다. 아침을 어떻게 보내느냐에 따라 그날의 기분이 크게 좌우된다는 것입니다.

아침 중에 빨래를 널고 쇼핑도 끝내버리는 등, 밖에서 보내는 시간이 늘어나도록 가사 일정을 조정해보면 어떨까요. 상쾌한 계절에는 정원이나 베란다에서 아침 식사를 하는 것도 하나의 방법입니다. 일조시간이 짧은 겨울에는 우울증 발병률이 높아진다는 데이터도 있으므로, 적극적으로 태양을 내 편으로 만드십시오.

리드미컬한 운동도 세로토닌 분비를 도와줍니다. 실외 국민체조나 걷기는 이런 면에서 꼭 도입했으면 하는 아침 습관입니다. 있는 힘껏 자전거 페달을 밟는 것도 괜찮겠지요. 요가나 스트레칭도 생체리듬을 의식하여 밝은 창가에서 한다면 더 효과적입니다. 세로토닌이 활성화되면 뇌에 상쾌함을 가져오는 11~13Hz의 '빠른 $α$파'가 나타나는 것으로 알려져 있습니다.

세로토닌은 '옥시토신'이라는 호르몬이 뇌에서 분비되면 활성화됩니다. 옥시토신은 사람과 공감하고 커뮤니케이션을 돕는 물질이므로 아이를 안아주거나, 연인이나 파트너와 손을 잡고 마사지를 하는 스킨십에 의해서도 증가시킬 수 있습니다. 애완 동물을 쓰다듬는 것으로도 충분합니다. 애완견이 있다면 아침 산책으로 충분히 걷고, 서로 교감하는 시간을 가진다면 효과 만점입니다.

반대로 세로토닌을 줄이는 것은 스트레스입니다. 항스트레스 호르몬인 아드레날린과 코르티솔이 증가하면 분비가 약해집니다. "숨막히는 순간'이란 말처럼, 긴장으로 인해 호흡이 가빠지고 교감신경이 과도하게 작용하는 것도 부정적인 요인입니다. 그럴 때는 어깨의 힘을 빼고 복식호흡을 2~3분간 하십시오. 부교감신경이 우위를 차지하면 긴장이 풀립니다.

또한 세로토닌 원성분은 단백질의 일종인 트립토판. 두부나 낫또 등의 대두제품, 우유·치즈·요구르트 등의 유제품, 계란, 명란젓, 깨, 견과류, 아보카도, 바나나 등에 풍부합니다.

체내에서 세로토닌이 합성될 때에는 비타민 B6도 필수입니다. 마늘, 간, 견과류, 연어, 참치, 가다랑어 등의 어류, 바나나, 현미 등 미정제 곡류, 콩류에 다량 함유되어 있습니다. 아침 식사로는 낫또 1팩, 혹은 바나나 1개를 곁들입시다.

아침활동朝活을 3개월 정도 계속하면 뇌의 세로토닌의 양을 일정하게 늘릴 수 있습니다. 내일부터 산뜻하게 일찍 일어나 인생의 남은 시간을 빛내보세요.

몸과 마음과 뇌를
아로마의 힘으로 젊게

마음에 직접 작용하는 향기의 메커니즘

우리의 건강을 지탱해주는 식물의 은총, 그 향기의 효능에 대해 알아봅시다. '아로마 테라피'의 아로마는 방향芳香, 테라피는 치료를 나타내는 프랑스어로, 영어로는 '아로마 세라피'가 됩니다.

후각은 오감 중에서 가장 강하게 '마음(감정)'에 작용하는 힘을 가지고 있습니다. 예를 들어, 갓 구운 고소한 빵 냄새를 맡으면 - 물론 배도 꼬르륵대지만 - 가족과 함께하는 식탁이 눈앞에 떠올라 기분이 좋아집니다. 또한 초봄에 서향의 향기가 나면 갑자기 그리운 추억이 되살아납니다. 여러분도 비슷한 경험이 있지 않으신가요?

향기는 수천 개의 입자(화학물질) 형태로 공중을 떠다니는데, 그것을 캐치하는 것은 코 점막 속에 있는 약 5000만 개의 후각 세포입니다. 리셉터(수용체)가 향을 즉시 신호로 변환해서 뇌 안에 감정과 기억을 관장하는 '대뇌변연계'로 직접 전달합니다. 사고회로를 경유하지 않기 때문에 직접 '감정'이 반응하는 것입니다.

그리고 대뇌변연계 바로 가까이에 있는 것이 시상하부입니다. 여기에는 식욕중추, 성욕중추 외에도 맥박, 혈압, 체온, 호르몬 분비 등 생명 유지를 위한 컨트롤 타워·자율신경계가 갖추어져 있으며, 이곳에도 향기의 신호가 전해집니다.

따라서 야생 동물은 후각과 본능이 밀접하게 연관되어 있습니다. 음식물을 냄새로 찾아다니거나, 번식기면 짝짓기 상대를 찾거나, 또는 천적 냄새를 감지하면 투쟁 호르몬인 아드레날린이 분비되어 털이 서고, 전투모드가 되는 등의 행동을 합니다.

사람도 본능과 경험을 통해 몸에 좋은 냄새와 나쁜 냄새를 구분해왔습니다. 고대 이집트에서는 약 4000년 전에 허브 정원이 만들어졌다는 기록이 있으며, 의학의 시조인 고대 그리스의 히포크라테스는 400여 종의 허브 처방전을 남겼습니다. 중세 유럽에서는 종교뿐 아니라 의료도 기독교 수도사가 담당하고 있었기에 수도원을 중심으로 식물을 이용한 민간 요법이 전해왔습니다.

아로마 테라피가 현대 과학에서 확립된 것은 20세기에 들어선 후로, 프랑스 화학자 르네 모리스 가트포제의 연구를 시작으로 의료 종사자가 식물 진액을 외용약과 내복약으로 활용하게 되었습니다. 프랑스에서는 지금도 의료 행위로 받아들여지고 있습니다. 한편 영국에서는 아로마 테라피스트에 의해 심신안정과 스킨 케어를 위해 사용되고 있으며, 일본에서는 영국식 흐름의 자연 치료법으로 보급되고 있습니다.

에센셜 오일을 효율적으로 사용하기 위해서

아로마 테라피에서 사용되는 것은 식물의 잎이나 꽃, 껍질, 씨, 뿌리, 나무 껍질 등에서 수증기 증류법이나 압착법으로 추출된 '에센셜 오일(정유)'입니다. 유효성분은 방향족Aromatic이라 불리는 다양한 화학물질이며 기본적으로 물에 녹지 않습니다. 순도가 매우 높아 간편한 드라이 허브(포프리)나 허브티, 향신료로 요리에 사용하는 허브 등과 비교하면 그 나름의 효과를 기대할 수 있습니다.

에센셜 오일은 후각을 통해 자율신경계에 작용하는 것 외에 방향 성분이 코 점막과 기관지 점막 바로 아래 있는 혈관에 들어가고, 호흡으로 들이마신 산소와 함께 혈류로 들어가며, 오일 마사지와 찜질로 피부의 진피 모세혈관으로 들어가는 등 미량이지만 혈액을 통해서도 심신에 작용합니다.

의학적으로 명백하게 증명된 것은 많지 않지만 일반적으로 경험으로 전해지는 효능은 다양합니다. 자율신경 중 교감신경을 활성화시켜 머리를 맑게 하기, 부교감신경을 우위로 해서 기분을 편안하게 하고 불안을 완화시키기, 근육의 긴장을 풀어 두통 등을 개선하기, 피로회복, 혈행 촉진, 혈압 안정, 면역기능 강화, 호르몬 균형 맞추기 등 성분에 따라 가지각색입니다.

스킨 케어로 사용하는 경우도 많은데, 자율신경계를 통해 피부세포의 신진대사 돕기, 미용 오일이나 화장수에 배합해 안면홍조나 염증의 진정, 보습유지 등을 들 수 있습니다. 주로 에센셜 오일 작용을 표로 정리했으므로 다음 페이지 표를 참조해 주십시오. 여러 종류를 혼합해서 사용할 수도 있습니다. 단, 후생노동성 허가를 받은 의약품이 아니므로 어디까지나 건강, 미용 증진의 보조역할을 할 뿐입니다. 또한 성분이 응축되어 있으므로 절대 마셔서는 안 됩니다.

잘못된 사용법은 건강을 해칠 염려가 있기 때문에 충분히 주의해 주십시오.

그럼 아로마 테라피의 구체적인 방법을 살펴봅시다. 간편한 방법으로는 희석액을 전기로 데우는 아로마 포트나 초음파로 확산시키는 디퓨저가 있습니다. 접시에 정량의 물을 넣고 에센셜 오일을 3~4방울 떨어뜨려 사용합니다. 스프레이 용기를 이용할 때에는 무수에탄올 5ml, 정제수 45ml에 5~10방울을 섞어 뿌려주십시오.

빠른 효과를 원하면 머그컵에 80℃ 정도의 따뜻한 물을 넣고 1~2방울을 떨어뜨립니다. 어깨에 힘을 빼고 수증기와 함께 2~3분간 심

향의 계통	허브명/추출부분	정유의 효능
감귤 계열	**오렌지 스위츠** 껍질	기분을 밝게 북돋워준다. 정장작용과 식욕증진작용. 발한과 혈행을 촉진시키고 피부 노폐물을 제거한다.
	그레이프 후르츠 껍질	기분을 밝게 북돋워준다. 이뇨작용이 있어 붓기가 개선. 혈액과 림프액의 흐름을 좋게 하고 피부를 당겨준다. 지방분해 효과도 있다.
오리엔탈 계열	**일랑일랑** 꽃	흥분된 신경을 진정시킨다. 호르몬 밸런스를 조절해 갱년기 장애에도 추천. 최음 작용이 있다고 알려져 있다.
	샌들우드 나무의 심	긴장완화 작용. 인도에서는 명상 시에 사용된다. 목 통증이나 기침, 방광염 증상 완화. 피부 유연작용도 한다.
플로럴 계열	**로만 캐모마일** 꽃	스트레스를 완화시켜 마음을 진정시킨다. 잠이 잘 오지 않을 때에 좋다. 어깨결림, 두통, 요통, 생리통을 완화한다.
	제라늄 꽃, 잎	마음을 안정시켜 긍정적으로 호르몬 밸런스를 조절해 생리불순이나 갱년기 장애를 호전시킴. 피지 분비량을 조절함.
	네롤리 꽃	교감신경을 진정시켜 불안감을 완화시킨다. 잠이 잘 오게 한다. 피부 신진대사를 도와 검버섯을 예방한다.
	라벤더 꽃, 잎, 줄기	중추신경계에 작용해 분노를 억제하고 편안하게 한다. 두통, 어깨결림 완화. 혈압을 낮추는 작용도 한다.
허브 계열	**클라리 세이지** 꽃, 잎	패닉 상태를 억제해 마음을 진정시킨다. 호르몬 밸런스를 조절해 자궁의 역할을 돕는다. 신경성 두통에도 좋다.
	페퍼민트 잎	청량감이 흥분을 진정시킨다. 우울한 기분 회복. 기침이나 코막힘, 속쓰림, 설사 증세를 완화시킨다.
	로즈마리 잎	뇌세포를 활성화하여 기억력과 집중력을 향상시킨다. 지방을 태워 다이어트 효과도 있다. 어깨결림, 관절통, 다리의 피로에 좋다.
수목 계열	**사이프러스** 잎, 과일	초초함과 높은 긴장감을 진정시킨다. 머리로 피가 쏠림, 부종 완화. 피부 수분량을 조절해 건조와 주름 대책으로 이용한다.
	티트리 잎	기분이 매우 우울할 때에 살균작용이 높아 오스트레일리아 아보리진에서는 만능약으로 쓰인다.
	유칼립투스 잎	피곤해진 머리와 마음을 맑게 해주고 집중력을 높임. 살균, 항염증 작용이 있어 감기, 목 통증, 기침, 꽃가루 알레르기에 효과적이다.
수지 계열	**프랑킨센스(유향)** 수지	불안을 진정시켜 평상심을 유지한다. 점막의 염증을 억제, 감기 증상을 완화. 피부세포의 성장을 도와 피부를 젊게 한다.
	벤조인(안식향) 수지	스트레스를 풀어 슬픈 기분을 완화한다. 감기나 천식 등 호흡기계 트러블을 호전시킨다. 피부 건조에도 효과가 있다.
스파이스 계열	**클로브** 꽃봉오리	가라앉은 기분을 밝고 긍정적으로 만들어준다. 기억력 향상. 살균작용이 있어 장내 환경 개선과 피부 감염증을 완화시킨다.
	코리앤더 씨앗	아드레날린의 분비를 촉진시켜 의욕을 높인다. 소화를 도와 식욕을 증진. 몸을 따뜻하게 하는 작용이 있어 냉증을 개선한다.

호흡합니다. 휴대용으로는 손수건이나 티슈에 소량을 묻혀 가지고 다니면 편리합니다. 외부에서 기분을 전환하고 싶을 때에 활용할 수 있습니다.

긴장완화 효과가 보다 높은 것은 아로마 목욕입니다. 부교감신경을 우위로 하는 38℃ 정도의 미지근한 물에 약 10방울을 넣고 긴장을 풀어줍시다. 호흡 이외에 피부로도 흡수되어 효과를 실감할 수 있을 것입니다. 세면대를 이용한 수욕手浴이나 족욕으로도 혈행이 촉진되고 냉증이 해소됩니다.

피부 흡수를 더 높이고 싶다면, 마사지 오일을 준비합시다. 호호바 오일이나 스위트 아몬드 오일, 포도씨 오일, 밀배아 오일 등 식물 오일 10ml에 2~4방울이 기준입니다. 정유 성분에 따라 몸의 뻐근함과 붓기가 개선되며 스킨 케어로도 사용할 수 있습니다. 알레르기 체질이거나 민감성 피부를 가진 사람은 사용 전에 반드시 팔꿈치 안쪽에 소량을 발라서 가려움증 등이 나타나지 않는지를 확인해야 합니다. 눈이나 점막, 상처 부위에 직접 바르지 않도록 주의합니다.

또한 에센셜 오일은 불이 붙기 쉬우므로 주의해야 합니다. 차광병에 보존하고 가능한한 빨리 사용합니다. 또한 몸의 대사기능에 영향을 미치므로 임신 중이거나 지병이 있는 사람은 이용 전에 주치의와 상의하는 것이 좋습니다.

로즈마리 건강 효과

제가 아로마 테라피를 추천하는 것은 한 화장품 브랜드와 10년에 걸쳐 로즈마리 공동연구를 진행한 경험이 있기 때문입니다. 쥐를 이용한 실험으로 예상보다 성적이 좋았고 건강, 장수에 효과적이라는 결론이 나왔습니다.

운동부족과 과식으로 인위적으로 메타볼릭증후군을 발생시킨 쥐에 로즈마리 진액을 배합한 먹이를 주자 장수유전자인 AMPK가 활성화되고, 지방 세포가 연소되어 지방률이 최대 40%나 감소했습니다. 유전자 조작으로 동맥경화를 일으킨 쥐도 분명히 증상이 개선되었는데, 양쪽 다 사람으로 환산하면 약 열 살 정도 건강수명이 연장된 수준입니다.

한편, 건강한 쥐에서는 기억 유지 능력이 무려 2배나 증가했고, 뇌 신경세포(뉴런)를 둘러싸고 영양을 공급하는 등의 보조 역할을 하는 신경교세포(글리어 세포)가 활발하게 작용하는 것을 영상으로 확인할 수 있었습니다. 항간에 로즈마리는 알츠하이머병 진행을 억제한다고 알려져 있는데, 이 작용이 관계하고 있는지도 모릅니다.

마찬가지로 뇌 기능에 관련한 실험에서는 유전자 조작으로 ALS(루게릭병. 운동계 뉴런이 장해를 입어 손발이나 혀, 호흡을 유지하는 근육이 위축되어 가는 난치병)을 발생시킨 쥐를 대상으로 했습니다. 이 역시 로즈마리 엑기스를 투여함으로써 운동기능의 개선과 생존률 증가가 나타났습니다.

이러한 건강효과를 가져온 로즈마리의 주성분은 카르노신산으로 세포에 손상을 입히는 활성산소를 격퇴하는 뛰어난 생체방어기능을 가지고 있습니다.

좀더 전문적인 이야기를 하자면, 포유류가 원래 가지고 있는 항산화효소(힘옥시게나제1과 글루타티온 합성효소 등)를 유전자 수준에서 발동시키는 시스템을 'Nrf2-Keap1 시스템'이라고 합니다. 주역은 단백질로 이루어진 Nrf2이며, Keap1은 이것이 폭주하지 않도록 억제하는 역할을 담당합니다. 이 두 가지는 한 세트지만 체내에 활성산소가 발생하면 그 자극으로 둘이 분리되어 방어기능의 스위치가 켜집니다. 이때 카르노신산은 Keap1에 재빨리 결합함으로써 절단을 원활화시키고 Nrf2의 항산화력을 지원하는 것입니다.

즉, 로즈마리는 세포의 산화 스트레스를 감소시킴으로써 메타볼릭증후군을 개선하거나 뇌 기능을 활성화시켜주는 것입니다. 암을 예방하는 효과도 기대할 수 있습니다. 쥐실험 성과가 그대로 사람에게 적용된다고 말할 단계는 아니지만, 향후 가능성은 충분히 있다고 생각합니다.

에센셜 오일은 종류가 많아 어느 것을 골라야 할지 고민될 수 있습니다. 기본적으로는 기호대로 고르면 됩니다. '본능'이 몸에 필요한 방향 성분을 골라줄 겁니다. 좋은 향기로 심신의 건강과 함께 세련된 기분도 충족시켜 주십시오.

고령자일수록 효과가 크다!
– 씹어서 뇌를 활성화한다

추잉껌을 씹으면 기억력이 높아진다

"밥 잘 씹어 먹으렴." 어린 시절 어머니가 자주 주의를 주지 않으셨나요? 허겁지겁 먹는 것은 예의에 어긋난다, 영양가도 없다라고 말입니다.

최근 '씹는' 효과로 '뇌의 활성화'가 주목받기 시작했습니다. 다음 페이지의 뇌 사진은 메이지대학 공학부의 오노 유미에小野弓絵 부교수가 카나가와 치과대학과의 공동연구를 발표한 것입니다. 우선 20~70대의 남녀 1188명에게 껌을 2분간 씹은 그룹과 아무것도 씹지 않은 그룹으로 분류하여, 풍경사진을 사용한 기억력 테스트를 실시한 결과, 고령자에서는 껌을 씹은 그룹의 정답률이 확실히 높았습니다.

껌을 씹는 동안 뇌를 촬영한 fMRI(기능적 자기 공명 영상)에서는 활동하고 있는 부분에 색이 들어가 있어 고령자 남녀 모두 뇌가 활발하게 활동하는 것을 알 수 있습니다.

오노 부교수에 의하면 씹는 행위는 '뇌의 조깅'입니다. 기억력, 인지력, 사고력 유지·활성을 크게 좌우한다고 말할 수 있습니다.

이유 중 하나는 씹기 근육(저작근)이 움직임으로써 뇌의 혈류가 촉진되기 때문입니다. 잘 씹으면 모세혈관이 확장되어 산소와 영양이 뇌에 고루 보급됩니다. 특히 논리적 판단과 사고를 관장하는 전두엽의 전두연합야가 활발하게 움직입니다.

씹기 근육(저작근)은 체내 근육 중에서도 가장 힘이 좋아서 건강한 성인 남성이라면 어금니를 꽉 깨물면 그 사람의 체중과 비슷한 만큼의 힘이 나온다고 할 정도입니다. 일반적으로 씹기 근육이 강한 사람은 다리힘(각력)도 좋고 골다공증에 걸릴 가능성이 낮다는 조사 결과도 있습니다.

또한, 사람이 '혀'를 움직일 때는 뇌의 신경세포가 매우 넓게 활동합니다. 우리는 혀를 의식하지 않은 채 씹기, 맛보기, 삼키기, 혹은 말하고 노래하기 등을 하는데 뇌에 있어서는 모두 복잡한 작업입니다. 신경세포는 몇 살이 되어도 사용하면 할수록 늘릴 수 있기 때문에 이것 역시도 뇌 안티에이징에 크게 기여할 것입니다. 나이를 먹을수록 씹는 행위에 의한 뇌의 활성회로가 정착되어 갑니다.

껌을 씹을 때의 뇌

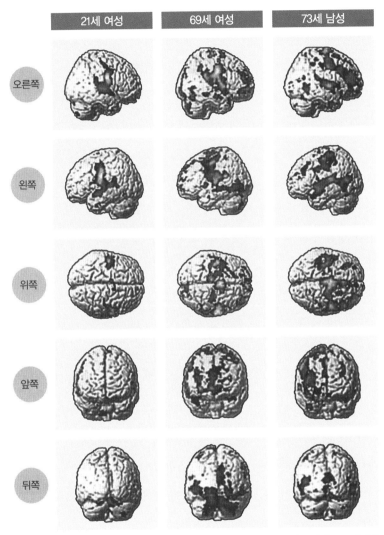

제공 : 메이지 대학 공학부 오노 유미에

타액에는 건강에 도움이 되는 성분이 가득하다

씹는 행위로 타액 분비가 활발해지는 사실 역시 간과할 수 없습니다. 타액은 성인이라면 구강 내 타액선에서 하루에 1~1.5L 타액이 반사적으로 흘러나오며 그 역할은 참 다양합니다.

우선 항균작용입니다. 항균물질인 락토페린과 라이소자임이 바이러스나 세균의 증식을 억제하고 감기나 장염 등의 감염병을 방지합니다. 치아와 잇몸 건강을 보호하기 위해서도 타액은 빼놓을 수 없습니다. 충치란 원인균이 음식물 찌꺼기를 분해할 때에 내보내는 산성물질에 의해 치아의 미네랄 성분이 녹아내려 구멍이 생겨버리는 것을 말합니다. 이때 타액이 치아에 붙은 음식물 찌꺼기나 플라그(세균 집단)를 씻어냄과 동시에 구강 내 pH를 중성으로 돌려 균의 활동을 억제합니다. 또한 타액에 많이 함유되어 있는 미네랄 성분이 치아 표면의 에나멜질과 결합하여 충치를 복원하는 '재석회화'도 이루어집니다.

치주질환도 세균에 의한 감염입니다. 치아를 지탱하는 잇몸과 그 밑의 치조골 등의 조직에 염증이 생겨 결국에는 치아가 빠져버리는 질환입니다. 치주포켓이 깊어져 타액이 충분히 미치지 않게 되면 증상이 한꺼번에 진행되므로 주의하시기 바랍니다.

다음으로 중요한 것은 소화 촉진 작용입니다. 소화 효소인 아밀라제가 전분을 당으로 바꿔 흡수하기 쉬운 형태로 위장으로 보냅니다. 또한 점성 물질인 뮤신에는 자극이 강한 음식으로부터 위벽을 보호하는 기능이 있습니다.

타액에는 중요한 안티에이징 성분이 두 가지 포함되어 있습니다. 하나는 성장 호르몬의 일종인 파로틴으로 뼈와 근육, 피부, 머리카락의 신진대사를 촉진시킵니다. 파로틴의 성분을 분석한 조제약도 만들어져 있어서 초기 백내장이나 피부질환(진행성지장각피증)에 처방될 정도입니다. 다른 하나는, 항산화효소인 페록시다제(과산화효소)입니다. 세포나 DNA를 손상시키는 활성산소를 무독화하여 면역력을 한층 향상시킵니다. 암 예방 효과도 기대할 수 있습니다

100세 이상 고령자는 치아 케어도 만전을 기한다

　제가 만난 백세 이상 고령자 중 가장 강한 씹는 힘을 가지고 있던 분은 미우라 케이조 씨였습니다. 101세로 천수를 다할 때까지 건강 관리를 위해 하루 세끼 직접 음식을 하셨는데, 자신있는 요리는 압력솥으로 통째 삶은 생선이나 닭요리로 뼈도 껍질도 남기지 않고 드셨습니다.

　1954년, 부인과 함께 일본 첫 장애아 시설인 '시이노미학원'을 창립하고, 2012년 106세로 기네스북에 최고령 세계일주 여행기록을 세운 쇼우치 사부로 씨도 '장수 비결은 많이 씹는 것'이라고 단언했습니다. 우동도 30번, 질긴 고기는 40~50번 씹기 전까지는 넘기지 않으셨습니다.

　놀랍게도 이 두 명 모두 70대 이후 틀니를 사용했습니다. 물론 '자신의 치아로 씹는 것'이 이상적이긴 하지만, 자신에게 맞는 치료를 선택해서 정기적인 치과 검진과 상담을 받는다면 의치라고 해도 문제는 없습니다. 최근에는 임플란트 기술도 발달되어 있습니다.

치열이 신경 쓰이는 사람은 치열 교정도 생각해 봅시다. 잇몸이 건강하면 70대에도 가능합니다. 교정은 '미용' 이미지가 강하지만, 원래는 교합을 바로잡아 턱 기능을 보호하고 씹는 힘을 끌어내기 위한 치료법입니다. 음식물 찌꺼기도 잘 남지 않아 충치나 치주질환 예방도 됩니다.

당뇨병이거나 그 예비군이라고 진단받은 사람은 특히 구강 케어에 신경 쓸 필요가 있습니다. 치주질환은 망막증, 당뇨병성 신장질환, 신경질환(손발 등의 말단신경의 저림과 마비증상)과 견주는 당뇨 합병증의 하나입니다. 혈당치가 높으면 타액 속 당분도 늘어나 세균이 번식하기 아주 좋은 환경이 됩니다. 또한 체내에 여분으로 남는 당분은 세포의 단백질과 결합해 '당화' 현상을 일으킵니다. 이때 발생하는 AGEs라는 유해물질이 모세혈관에 막대한 상처를 주어 치주질환을 일으키게 됩니다.

한편, 치주질환이 있으면 치주질환의 원인균이 내보내는 독소가 인슐린의 효능을 떨어뜨린다는 보고도 있기 때문에 악순환이 가속화됩니다. 메타볼릭증후군으로 의심되는 사람은 반드시 치과 검진과 지도를 받도록 합시다.

뇌를 건강하게 하는 오럴 트레이닝

씹는 방법은 어린 시절에 부모가 어떻게 훈육하느냐에 따라 달라지기 때문에 어른이 된 후 이를 고치기란 쉽지 않습니다. 처음에는 거울 앞에서 등을 곧게 펴고 앉아서 전병을 입에 넣고 30회 잘 씹어줍니다. 씹는 근육(저작근)이 제대로 움직이고 있는지, 입 언저리는 닫혀 있는지, 좌우 어느 한 쪽으로만 씹는 습관은 없는지를 살펴 먼저 시각적으로 '올바른 씹기' 이미지를 확립합니다. 먹는 모습도 우아해지기에 여성에게는 일석이조입니다.

식이섬유가 풍부하며 식감이 있는 죽순, 우엉, 연근, 목이버섯 등을 메뉴로 선택합니다. 식재료를 큼직하게 잘라서 씹는 횟수를 늘려봅시다. 다양한 식재료가 조합된 치쿠젠니(일본 가정식 닭요리)가 추천 메뉴입니다. 뇌가 식재료의 맛과 식감의 차이를 감지하려고 하기에 자연히 씹는 횟수가 늘어납니다. 씹는 힘을 단련하기 위한 껌이 시판되고 있으므로 이용해 보는 것도 하나의 방법입니다. 탄력이 좋아 의치에 달라붙지 않는 점이 편리합니다.

이어서 입과 혀를 단련하는 '혀 내밀기 운동'으로, 미우라 케이조 씨가 얼굴의 주름 제거를 목적으로 고안한 것으로 동시에 씹는 힘을 높여 뇌의 신경세포에 활기를 불어넣는 효과가 큽니다. 또한 나이가 들수록 먹은 것을 삼키는 힘이 약해져 음식물이 기관지로 들어가 흡인성 폐렴(오연성 폐렴)*을 일으키는 경우가 있는데, 이 혀 체조로 삼키는 힘도 단련할 수 있습니다. 그 방법은 다음 페이지의 일러

스트와 같습니다. 손자 고우타 씨에 따르면 케이조 씨는 이 운동 덕
에 주름뿐 아니라 기미도 적었다고 합니다.

아연 섭취로 '미각 장애'를 예방

혀는 구강 내에서 음식을 교묘하게 이동시켜 치아와 함께 씹는 것
을 돕는데, 혀 질환으로 최근 증가하고 있는 것이 '미각 장애'입니다.

미각은 혀의 표면에 있는 미세한 '미뢰'라는 기관이 감지하며, 미
뢰의 신진대사에는 미네랄인 '아연'이 필수입니다. 부족하면 서서히
맛에 둔감해지기 때문에 무엇을 먹어도 같게 느껴지며 요리의 간이
맞지 않는다는 가족들의 불평을 듣기도 합니다. 결국 설탕이 쓰게
느껴지고 항상 불쾌한 맛이 느껴지는 등의 증상도 나타나게 됩니다.
마음에 짚이는 일이 있다면 이비인후과에서 진찰을 받아보십시오.

성인 여성의 아연 하루 권장량은 9mg입니다. 굴을 대표로 돼지
간, 파르메산 치즈, 깨, 얼린 두부 등에 풍부히 들어 있습니다.

맛있는 식사는 인생을 긍정적으로 살아가기 위한 활력소입니다.
자신의 힘으로 그리고 입으로 먹을 수 있다는 것은 인간으로서의
존엄성 문제이기도 합니다. 한 입 한 입 건강하다는 것이 얼마나 멋
진 일인지 곱씹어보십시오.

．．．．．．．．．．．．．．．．．．．．．．．．．．．．

* 삼키는 기능이 저하되어 음식물이나 타액, 위액 등이 기관지로 들어가, 세균감염
  이 일어나 폐렴이 발생하는 경우가 많다.

혀 내밀기 운동

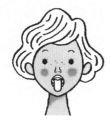 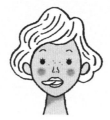 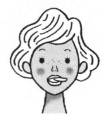

① 입을 크게 벌려 혀를 앞으 로 내민다.

② 혀를 오른쪽으로 움직였다 가 원래대로 되돌린다.

③ 혀를 왼쪽으로. ①~③을 50회 반복한다.

50대,
이상적인 건강에는
이유가 있다

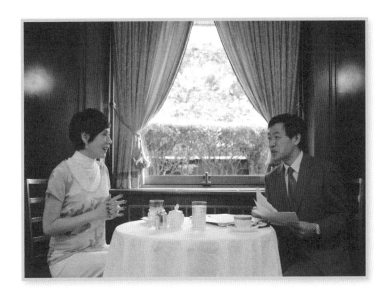

대담자 : 아키노 요코   1957년 오사카 출생. 17세에 텔레비전 드라마에 출연한 이후 연기파 여배우로 활약하는 한편, 버라이어티 방송에도 출연해 인기를 얻었다. 건강에 대한 의식이 높아 운동이나 음식, 미용 등에 대한 강연과 출판 활동도 활발히 하고 있다.

줄곧 해온 달리기가 건강과 아름다움을 가져왔다

시라사와 2012년 말, 아키노 씨의 신체 데이터를 자세히 측정할 기회가 있었습니다. 결과는 거의 만점이었습니다. 40대 이후 여성들이 '모범'으로 삼았으면 할 정도로 건강한 몸이었습니다.

아키노 감사합니다. 저는 지금 56살인데, 27살부터 조깅을 시작해서 매일 10킬로미터를 뛰고 있어요. 그 효과가 큰 것일까요?

시라사와 네, 아키노 씨. 데이터를 보면 운동이 건강을 유지해주고 있는 것을 잘 알 수 있습니다. 옛날부터 건강에 대한 의식이 높았습니까?

아키노 그렇지는 않아요. 실은 22살 때 심한 다이어트로 몸을 망친 적이 있습니다. 발레리나 역을 맡게 되어서, 그때 당시 68kg 정도였던 체중을 1개월 만에 급하게 뺐더니 십이지장과 담낭이 나빠졌어요.

시라사와 어떤 다이어트를 하셨나요?

아키노 오로지 식사량을 줄이는 거였지요. 이틀에 한 번 두부와 살코기를 조금 먹을 뿐이었어요. 원푸드 다이어트와 심한 운동도 무작정 했어요. 그 후에 개인 트레이너와 영양사 분을 알게 되어서 여러 가지로 도움을 받고 스스로도 적극적으로 건강에 관한 공부를 시작하게 된 거죠.

시라사와 아키노 씨의 데이터 중에서 제가 특히 주목한 점이 3가지 있는데요. 우선 DHEA-3 수치가 상당히 높다는 점입니다. 이건 부신에서 만들어지는 호르몬인데, 이 수치가 높으면 높은 만큼 호르몬을 분비하는 세포의 노화가 느리다고 알려져 있습니다. 27살 때부터 계속 조깅을 하고 있다고 하셨는데, 운동이 세포의 노화를 늦추고 있다는 거군요. 혹시 갱년기 증상도 거의 없지 않으셨습니까?

아키노 네. 전 제가 갱년기라고 의식한 적조차 없었습니다.

시라사와 DHEA-3이라는 건 성호르몬의 '재료'입니다. 폐경이 되면 여성 호르몬을 만드는 중심기관인 난소의 움직임이 멈추게 되는데, 부신에서 DHEA-3을 많이 만들면 필요한 때에 그걸 성호르몬으로 전환할 수 있습니다. 갱년기 장애는 여성 호르몬의 급격한 감소에 의한 증상이기 때문에 아키노 씨가 증상을 느끼지 않았던 것도 설명이 되겠네요.

아키노 그랬던 건가요?

시라사와 다음은 골밀도입니다. 성인(22~44세) 대비 80% 이상이면 정상입니다만, 아키노씨는 101~102%로 상당히 우수합니다. 동년배의 정상치인 범위보다 훨씬 높은 결과예요. 여성은 폐경 후 호르몬 영향으로 극단적으로 골밀도가 내려갑니다만, 뼈에 중력이 가해지면 골밀도가 강화됩니다. 달리기는 뼈에 상당한 자극을 주게 되므로 이 수치도 납득이 갑니다.

아키노 의식하고 한 것은 아니지만 결과적으로 기쁘네요.

시라사와 또 있습니다. 혈중 비타민D 농도가 31ng/ml로 상당히 높아요. 골다공증 예방을 위해서는 30ng/ml이 필요합니다만, 사실 도쿄 시민의 약 절반 정도가 그 미만입니다. 비타민D는 자외선을 쪼이는 걸로 피부에서 합성되는데 현대인은 하루 종일 실내에서 작업을 하는 시간이 길다 보니 부족하지요. 저는 비타민제로 보충하고 있습니다. 비타민D가 부족하면 뼈에 칼슘이 보급되지 않아 기분도 우울해지기 쉬워요. 반대로 비타민D가 풍부하면 대장암이나 유방암의 위험이 낮아집니다.

아키노 자외선은 나쁘다고만 생각했어요. 기미나 주름의 원인이니까 모자를 쓴다든지 자외선 차단제 등으로 얼굴을 가렸지요. 달릴 때에는 아무래도 팔다리로 빛을 받게 되잖아요. 그게 좋았던 거군요.

시라사와 아키노 씨의 경우 계속 조깅을 해온 것이 건강에도 미용에도 연결되어 있습니다. 전신 스캔 영상을 보면 달리기를 위해 필요한 근육이 있고, 에너지원인 지방은 적정량이 효율적으로 붙어 있어요. 비만도 지표인 BMI는 18.5로 후생노동성이 권장하는 18~23의 최소치로 정말 이상적입니다.

아키노 왠지 장수할 것 같은 기분이 드네요.(웃음)

"기분 좋아"가 모티베이션

시라사와 아키노 씨가 본격적으로 달리기를 시작한 건 언제부터입니까?

아키노 35살 때 결혼 10주년을 기념해서 남편과 호놀룰루 마라톤에 나간 것이 계기입니다. 저는 고등학교 때부터 연극부였고, 운동부처럼 강제적으로 달리기를 한 경험이 없어서인지 런닝이 괴롭다거나

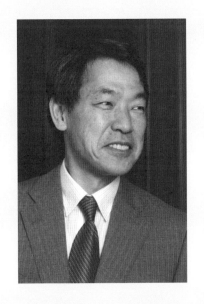

고통스럽다는 선입관 없었어요. 막상 달려보니 '기분 좋네'라며 기꺼이 즐길 수 있었습니다.

시라사와 아, 그게 포인트네요. 저는 필라테스를 하는데, 좋아하고 즐겁기 때문에 계속할 수 있는 겁니다. 운동은 의무적으로 마지못해 하게 되면 계속할 수 없고 스트레스가 될 수도 있지요.

아키노 자신에게 맞는 운동을 찾는 것이 중요하지요. 지금은 약 15명 정도로 '팀스마일'이라는 그룹을 만들어서 월 2회 정도 모여서 달립니다. 멤버는 어머니들 모임의 동료나 제 트레이너 등 23살에서 63살까지 다양해요. 기록은 신경 쓰지 않고 좋아하는 페이스로 달립니다. 2013년 고토우 열도(큐슈 지방 서북쪽 열도)의 저녁노을 마라톤 대회 참가를 목표로 다같이 연습했습니다. 그 지역의 공기와 향을 느끼며 오감을 자극하면서 달리는 것이 즐겁거든요.

시라사와 동료들과 달리는 것도 초행길을 가는 것도 즐거움이 크지요. 제가 참가하고 있는 일본 안티에이징학회에서도 학회 2일째 새벽에 회원들이 모여서 5킬로미터 정도 달립니다. 연구자들이 스스로 건강을 위해서 운동하는 부분이 재미있어요.

아키노 유산소 운동만으로는 근육이 충분히 붙지 않기 때문에, 달린 후에 집에서 복근 운동, 등근육 운동, 아령 운동을 하고 있습니다. 복근은 복직근, 복사근 등 파트별로 100회씩 총 500회를 합니다. 주 3~4회 피트니스 센터에 가서 수영도 하고, 기분이 내키면 다양한 프로그램에도 참가합니다.

시라사와 굉장하네요!

아키노 건강에 관한 지식은 나날이 발전하기 때문에 항상 정보 안테나를 세우고 있습니다. 제가 직접 강연회에서 건강에 대해 이야기하는 일도 늘어서, 2012년에 국민체조 지도사 2급 자격증도 땄어요. 강연회에 와주신 분들은 건강에 대한 관심은 높은데 몸을 움직일 계기가 없습니다. 그래서 그 자리에서 함께 체조를 하는 경우도 있지요. 재해지역에서 지도한 적도 있어요. 몸을 움츠리고 움직이지 않으면 건강뿐 아니라 정신적으로도 좋지 않습니다. 그래서 조금이라도 즐겁고 기분 좋게 몸을 움직여주십사 하는 바람입니다.

시라사와 멋진 활동이네요.

건강한 사람을 흉내내면 자신도 바뀔 수 있다

아키노 저는 매일 밤 9시 이전에 잠이 와서 눕는 순간 잠이 듭니다. 아침에는 5시 반에서 6시 사이에 자연스럽게 눈이 확 떠집니다.

시라사와 교감신경과 부교감신경의 리듬이 잘 맞아 떨어져 자율신경의 밸런스가 맞는다는 증거입니다. 달리기로 생활 리듬이 만들어

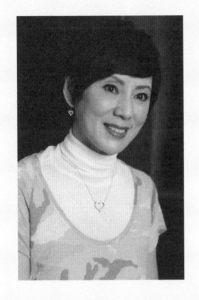

져 있는 거겠지요. 식사에도 신경 쓰고 계십니까?

아키노 네. 딸한테 "야채를 매일 한 양동이씩은 먹나봐."라고 놀림당해요(웃음). 배가 고파서 눈이 떠지니까 밥, 된장국, 낫또, 야채 등 아침식사부터 확실히 챙겨 먹습니다. 두부나 낫또 같은 콩 종류를 좋아해서 잘 먹는 편입니다. 낫또에는 기본적으로 올리브유 1스푼을 넣어 먹어요. 올리브 오일은 장에 도착할 때까지 흡수되지 않으니까 장이 부드러워져서 변비라는 걸 모르고 살아요.

시라사와 고기도 먹나요?

아키노 한 달에 한 번 정도요. 생선을 먹는 경우가 많은데, 항산화력이 높은 아스타크산틴이 풍부히 들어있는 연어를 자주 먹습니다. 선생님은 아침식사로 어떤 것을 드세요?

시라사와 여러 가지 야채를 섞은 수제 주스를 마십니다. 당근처럼 영양소도 칼로리도 높은 야채와 영양소는 높은 반면 칼로리는 낮은 잎채소를 섞어서 영양 밀도가 높은 주스를 만들어 먹고 있습니다.

아키노 탄수화물은 안 드시나요?

시라사와 아침식사로 빵이나 밥과 같은 탄수화물을 먹을 필요는 없습니다. 비타민과 미네랄 등의 영양소는 결핍되기 쉬우므로 먹는 편이 좋지만 에너지는 지방에 비축되어 있으니까요. 그리고 아침식사를 먹고, 좀 지난 후에 힘이 빠진 듯한 느낌이 들면, 그건 한번 올라간 혈당치가 내려가는 것입니다. 탄수화물을 피하면 혈당치의 변동이 없으므로 머리가 맑아집니다.

아키노 저는 밤에 가볍게 먹는 경우가 많아, 아침에는 확실하게 챙겨 먹고 싶어요.

시라사와 아키노 씨는 자주 운동을 해서 섭취량과 소비량의 칼로리 밸런스가 맞아요. 몸무게를 줄일 필요도 없으니 지금 상태로 문제없습니다. 중요한 것은 아침, 점심, 저녁 식사로 하루 칼로리 밸런스를 어떻게 조절하는가입니다.

아키노 실은 몸에 좋지 않다는 것을 알면서도 일주일에 4일 정도 술도 마십니다. 맥주 한 잔이나 자기 전에 브랜디를 조금 마시는 정도입니다만.

시라사와 음주는 노화를 진행시키므로 마시지 않는 편이 좋아요. 하지만 아키노 씨와 같이 식사와 운동에 신경 쓰시고 계시다면 조금 마셔도 그다지 해가 되지 않습니다.

아키노 저는 좋은 정보를 들으면 우선 시도해봅니다. 3개월 정도 해보고 효과가 없으면 그만두고 저에게 맞으면 몇 년이고 계속하지요.

시라사와 건강 오타쿠(웃음)이신데, 바로 해보는 점도 제가 알고 있는 장수하시는 분들과 공통점이네요. 역시 아키노 씨는 많은 사람들의 모범이 되실 분이라고 생각합니다. 그렇다고 해서 아키노 씨처럼 갑자기 10km 달리기를 추천하는 건 아니지만요. 건강이 불안하다든지 라이프 스타일을 재점검하고 싶다면, 할 수 있는 범위 안에서 '아키노식'을 따라 해보는 것이 건강으로 이어지리라 생각됩니다.

아키노 그렇게 된다면 기쁠 것 같네요. 운동을 잘 못한다면 처음에는 편도 5분 걷기부터 시작해서 다음에는 6분, 그 다음은 7분, 이런 식으로 매일 조금씩 늘려나가는 것을 추천합니다. 하다가 버거워지면 다시 6분으로 되돌려도 좋고요. 그러다 보면 1시간은 걷고 뛰고 할 수 있게 됩니다. 시간을 들여 조금씩 거리를 늘려나가는 것이 요령입니다.

시라사와 실천적이고 좋은 이야기네요.

아키노 사실 맨 처음 팀을 만들었을 때, 당시 40세 전이었던 어머님한 분이 200미터 걷기만으로 빈혈을 일으킨 적이 있었습니다. 하지만 그 이후로도 계속 참가해서 1년 반 후에는 같이 마라톤을 완주했답니다.

시라사와 그 이야기를 들으니 용기가 나네요.

아키노 제가 목표로 하는 것은 '건강한 노인'입니다. 죽기 직전까지건강하고 싶기 때문에 부상에는 주의하고 있습니다. 최근에는 달린후에 스트레칭하는 데 시간을 들이게 됐어요. 정성스럽게 하지 않으면 몸이 상하니까요.

시라사와 좋은 습관입니다. 통계를 보면 장수하는 분일수록 의료비가 적습니다. 병이나 부상을 미리 예방하기 때문이지요. 아키노 씨, 앞으로도 '건강대사'로서 여성의 건강향상을 위해 힘써주세요.

아키노 네, 100세까지 계속 달리겠습니다!

5장

장수의
비밀

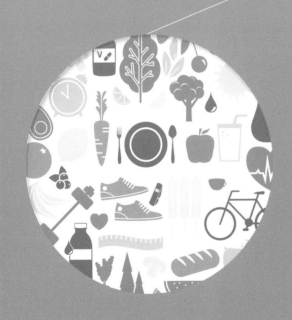

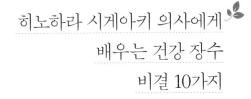

히노하라 시게아키 의사에게
배우는 건강 장수
비결 10가지

장수유전자를 깨우는 올바른 생활 습관

100살이 되려면 몇 년 남아 있습니까? 어떤 인생 계획을 가지고 있습니까? 미래를 생각할 때, 제가 바로 스승으로 존경하는 분이 히노하라 시게아키 선생님입니다. 석세스풀·에이징(successful ageing-행복한 장수)의 멋있는 모델로 다시 소개하겠습니다.

히노하라 선생님은 1911년에 태어나, 101세를 맞이한 지금도 세로카 국제병원 이사장 겸 명예원장으로서 의료계 현장에서 일하고 있습니다. 평생을 의사로 살아온 히노하라 선생님의 건강 장수 비결은 질병이 생활습관과 밀접한 관계가 있음을 40년 전에 이미 알았다는 것입니다.

당시 고혈압이나 당뇨병, 암, 심장질환, 뇌혈관질환 등을 '성인병'이라고 불렀습니다. 나이를 먹으면 누구나 걸리는 피할 수 없는 질병이라는 오해에 과감하게 반대 의견을 낸 의사가 히노하라 선생님입니다. "성인병의 최대 원인은 고칼로리, 불균형한 식생활, 운동 부족, 불규칙한 수면, 흡연, 과도한 음주 등의 나쁜 생활습관에 있습니다. 그러므로 '생활습관병'이라고 불러 사람들에게 질병 예방법을 계몽해야 한다"고 계속해서 주장했습니다.

누구든 이해하기 쉬운 이 명칭은 전 국민의 의식을 바꿀 만큼 굉장한 효과가 있었습니다. 1997년에는 후생성(현 후생노동성)이 그 제안을 받아들여, '생활습관병'으로 명칭을 개정했습니다. 히노하라 선생님은 '치료의학' 중심이었던 의학계를 '예방의학' 중심으로 이끈 선각자라고 저는 평가합니다. 선생님의 생활에서도 본받을 만한 것이 많습니다.

① 30세 때의 체중을 유지한다

히노하라 선생님의 30세 당시 신장 168cm에 60kg였습니다. 현재는 160cm, 62kg로 변화가 거의 없습니다. 조금이라도 체중이 늘면 반드시 2~3일 식사를 제한해 원상태로 돌아오도록 유의했다고 합니다. 선생님은 순환기 전문의로서 비만이나 고콜레스테롤이 심장 질환을 유발하고 있음을 이전부터 인식하고, 환자들에게도 열심히 조언했습니다.

건강 장수의 관점에서 저는 20세의 체중에서 5kg 이내 까지의 범

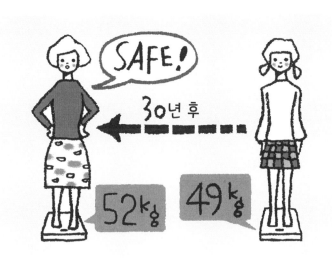

위로 체중 조절을 추천합니다. 히노하라 선생님이 실제로 그 효과를 증명하고 있습니다.

② 칼로리 제한을 지킨다

히노하라 선생님처럼 젊을 때부터 칼로리를 지속적으로 제한한 것은 뛰어난 전략이라고 할 수 있습니다. 연령과 활동량에 맞는 칼로리 섭취량을 초과하면, 내장지방과 피하지방은 즉시 증가합니다.

후생노동성의 권장기준*에 따르면 70세 이상에서 활동량이 적은

---

* 후생노동성 2010년 판 [일본인의 식사 섭취 기준]에 의하면 50~69세의 여성의 추정. 에너지 필요량은 신체활동량이 낮을 때는 1650kcal, 표준일 때는 1950kcal, 높을 때에는 2200kcal이다.

남성의 적정 칼로리 섭취량은 1850kcal입니다. 그러나 선생님은 90세 때는 1400kcal, 100세를 넘은 지금은 1200kcal를 섭취한다고 합니다. 진료나 집필, 강연 중심의 생활은 기초대사량이 낮고, 많은 에너지를 소비하지 않습니다. 이만큼 오랜 세월에 걸쳐 칼로리 제한을 생활에서 철저히 지키고 있는 히노하라 선생님의 생활방식을 우리도 본받아야겠습니다.

③ 탄수화물 섭취를 조절한다

히노하라 선생님의 아침식사로는 올리브유를 15cc 첨가한 과일주스와 대두 레시틴을 15cc 첨가한 우유, 점심은 우유와 쿠키 2개, 저녁은 충분한 양의 야채와 생선입니다. 밥은 밥공기 절반, 일주일에 세 번은 양질의 단백질을 섭취하기 위해서 지방이 적은 쇠고기 안심을 먹습니다. 제가 권장하는 것은 야채와 고기, 야채와 생선의 조합을 번갈아가며 섭취하는 것으로, 선생님의 습관은 대단히 합리적입니다.

탄수화물 섭취 방법에 유의하면, 당 대사 호르몬인 인슐린 감수성을 높일 수 있습니다. 거기에 올리브유와 대두 레시틴 섭취로 나쁜 콜레스테롤의 증가를 억제하고 기억력 향상, 치매 예방 효과를 기대할 수 있습니다.

④ 많이 걷는다

늘 바쁜 히노하라 선생님은 특별히 스포츠 활동은 하지 않지만, 엘리베이터 등은 전혀 이용하지 않습니다. 계단을 오르내릴 때는 항상 빠른 걸음으로 걷는다고 합니다.

병원 내 계단은 한 층당 23개이며, 매일 몇 번씩 높은 층을 왕복하기도 합니다.

서두를 때는 두 계단씩 오르기까지 합니다. 전철역이나 출장 시, 공항에서도 마찬가지로 무빙워크를 탄 사람들을 제치는 것으로 '쾌감'을 느끼게 됩니다. 걷기 운동은 근육과 뼈를 젊게 만드는 데 최적이며, 균형 감각을 길러 낙상으로 인한 골절을 막아줍니다.

이러한 4가지 습관의 성과는 데이터로도 증명됩니다. 선생님이 94세 때 저의 연구실에서 조사한 결과, 장수유전자와 관계가 깊은 대표적인 호르몬인 '인슐린' '아디포넥틴' 'DHEA-S'의 수치가 높았는데 다음 페이지의 표와 같이 장년기 수준이었습니다. 아디포넥틴은 뇌경색이나 심근경색을 예방하며, DHEA-S는 여성 호르몬이나 남성 호르몬으로 변환되어서 세포 대사를 지원합니다.

젊음을 유지하기 위해서는 '마음'의 습관도 중요

몸만 열심히 관리한다고 건강과 장수를 손에 넣을 수는 없습니다. 병은 마음먹기에 달려 있습니다. 이어서 '마음'의 안티에이징 습관을 살펴보도록 하겠습니다.

⑤ 신념을 가진다

100세를 넘어서도 활기차게 사는 사람들의 공통점은 인생에 대한 확고한 신념을 가지고 있다는 것입니다. 이는 장수의 필요조건이라고 할 정도로 중요합니다. 히노하라 선생님은 그것을 '프로페션 profession'이라는 말로 표현합니다. 그 밑바탕에는 주어진 역할을 다하여 사람들을 위해 애쓰고자 하는 정신이 깔려 있습니다.

그 프로페션이 유감없이 발휘된 것은 1995년 3월 20일, 세로카 국제병원 원장으로서 진두 지휘를 한 도쿄 지하철 사린사건에 대한 대처일 것입니다. 히노하라 선생님은 현장이 된 각 역의 긴급사태를 파악하자마자 외래진찰을 막았습니다. 로비와 예배당, 복도를 개방하고, 스텝들을 총동원하여 응급 환자 640명을 받아들였습니다.

예배당과 복도에는 선생님의 설계로 재해 발생 시 병실로 사용할 수 있도록 산소 공급 시스템 등이 완비되어 있었습니다. 그럼에도 원인이 사린가스라고 밝혀지기 전까지는 악성전염병일 가능성이 있어, 원내 관리 측면에서 큰 위험성을 각오해야 했습니다. 그러나 선생님은 주저하지 않고 인명구조 의료를 최우선했습니다.

또한 히노하라 선생님은 일본 최초의 독립형 호스피스를 개설하고 말기 간호 확립에 힘쓰고 있는 것으로도 알려져 있습니다. 환자가 주어진 남은 시간을 보다 자기답게 살다가 일생을 마칠 수 있도록 극진히 보살피며, 유족의 슬픔에도 따뜻한 지원을 아끼지 않고 있습니다. 의사인 동시에 인간으로서, 진지한 자세로 치료에 임하는

히노하라 의사의 인슐린 · DHEA-S 수치

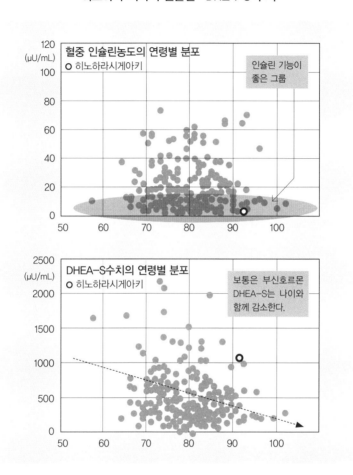

모습과 더불어 생명을 최우선으로 하는 자세에는 고개가 숙여질 수
밖에 없습니다.

⑥ 새로운 것에 도전한다

선생님과 안티에이징에 관해서 이야기를 나눌 때면 늘 새로운 사고방식을 받아들이고, 시대적 문제에 대해서 고민하고 계신 것에 놀랍니다. 88세 때에 뮤지컬 각본을 처음으로 쓰는 등 나이와 상관없이 새로운 분야에 도전하는 것은 삶의 원동력으로 이어집니다. "흥미를 느낀 것에는 주저하지 말고 도전!"이라는 히노하라 선생님의 모토는 정말로 모든 사람에게 통하는 장수 비결이 될 것입니다.

⑦ 젊은 세대와 교류한다

선생님은 10세 어린이들을 대상으로 '명(命)의 수업'을 한 달에 1~2회 주기로 진행하고 있습니다. 명(命)이란 사람들이 자유롭게 쓸 수 있는 '시간'이며, 그 시간을 의미 있게 사용하기를 바라면서, 전쟁의 잔혹함과 평화의 감사함, 집단 따돌림이 얼마나 사람에게 심한 상처를 입히는지에 대한 메시지를 보내고 있습니다.

인생 선배로서 지혜나 경험을 젊은 사람들에게 전달하는 것은 소중한 책무인 동시에 젊은 세대와의 교류는 새로운 자극이 되어 우리에게 활력을 줍니다.

⑧ 음악을 즐긴다

히노하라 선생님은 초등학교 4학년 때 신장염을, 대학교 1학년 때 결핵을 앓았습니다. 두 번의 고통스러운 투병 생활을 버티게 해준 것은 어머님 권유로 배우기 시작한 피아노였다고 합니다. 한때는 프로 연주가를 목표로 할 정도였으며, 현재는 일본음악요법학회 이사장을 맡고 있습니다. 호스피스에서 완화치료나 자폐증, 치매 등의 개선을 위해 음악치료 도입을 준비하고 있습니다.

음악은 감정을 총괄하는 뇌의 편도체와 기억을 총괄하는 해마에 작용해서 마음을 편안하게 하는 것 외에 다른 사람들과 함께 음악을 듣거나 연주하는 기회는 커뮤니케이션 수단이 되기도 합니다. 안티에이징 때문에라도 일상 생활 속에서 음악과 적극적으로 친해지는 것이 좋습니다.

⑨ 스포츠를 관전한다

선생님은 유명한 축구 팬입니다. 2011년 여자 월드컵 결승전을 TV로 관전하면서 최고혈압이 평소 140mmHg에서 179mmHg까지 상승했다고 블로그에 소개할 정도였습니다.

체력은 쇠하더라도 관전의 흥분감은 젊은 시절의 기억이나 감각을 상기시켜 활력소가 됩니다. 운동이 서툴거나 컨디션이 좋지 않은 날이라도, 응원이라면 얼마든지 할 수 있습니다. 주위 사람들과의 대화 분위기도 매우 고조되겠지요.

⑩ 집중력을 높인다

일, 취미, 자원봉사 등 어떤 상황에서도 실력을 발휘하고, 오래 지속하기 위해서는 집중력을 높이는 것이 중요합니다. 선생님은 아무리 짧은 시간이라도 헛되게 보내지 않습니다. 이동 시간엔 서류나 원고 체크를 하는데 때로는 역이나 공항 대합실에서 원고를 써내 편집자들이 놀란다고 합니다. 기내에서도 집필, 시, 작곡 등을 하기도 합니다. 여러분도 하루에 1시간이라도 집중해서 작업을 하는 습관을 기르세요. 시간적 여유가 생기면 새로운 것에 도전할 의욕도 생길 겁니다.

사람은 누구나 이상을 향해서 자신의 인생을 디자인할 수 있습니다. 좋은 '생활습관'이 있어야 건강을 유지하면서 꿈을 현실화할 수 있습니다. 내재되어 있는 가능성을 믿고, 석세스풀·에이징(successful ageing-행복한 장수)을 실현해 갑시다.

남녀 모두 일본 1위! 나가노 현 주민은 왜 장수할까?

나가노 현에서 배우는 장수의 비결

후생노동성은 2010년 각 지자체의 평균 수명 랭킹을 발표했습니다. 5년마다 실시되는 이 조사에서, 나가노 현 남성은 1990년부터 연속 1위를, 여성은 4위, 3위, 5위에이어 이번에는 1위에 올랐습니다. 한편으로 다음 페이지의 표와 같이 연령조정사망률*도 47개 지자체 중 47위로 장수를 증명했습니다.

나가노 현 주민은 오래 살 뿐만 아니라 고령자가 매우 건강합니

＊ 지역별 사망자수를 인구로 나눈 단순한 사망률을 비교하면, 지역에 따라 연령구성이 다르기 때문에, 고령자가 많은 지역의 사망률은 높고, 젊은 세대가 많은 지역은 낮아진다. 그러기에 연령구성을 조정한 뒤 산출하는 사망률을 연령조정사망률이라고 한다.

다. 예를 들면 주민 1인당 노인의료비는 일본 내 최저 수준입니다. 1990~2007년은 전국 최하위이며, 2010년은 끝에서 4번째일 정도로 낮은 수준입니다. 2011년도의 국민 의료비 37조 8천억 엔 중, 노인 의료비는 13조 3천억 엔을 초과하였기에 고령자가 건강하다는 것만으로 사회적 공헌도가 높습니다. 게다가 65세 이상의 취업률이 30%에 육박하여, 일본 1위입니다. 말 그대로 평생직업을 실현하고 있습니다.

나가노 현 주민의 장수 비결을 살피기 위해 먼저 나가노 현 북동부에 위치하는 다카야마무라高山村의 생활을 소개합니다. 전부터 장수 마을로 알려져 있는데, 저는 1년에 3~4회 안티 에이징에 관한 현지 조사를 위해 방문합니다.

마을의 70% 정도는 조신에쓰고원국립공원上信越高原国立公園으로 지정된 아름다운 숲으로 둘러싸여 있고, 가파르고 험한 마츠가와松川계곡 부근에는 8개의 온천 마을이 있습니다. 풍부하고 아름다운 자연은 모리 오가이 씨나 요사노 아키코 씨 등 수많은 문인들에게 사랑을 받아왔습니다. 대략 7500명 중, 65세 이상인 고령자가 약 2000명을 차지하며 대다수는 농업에 종사합니다. 사과나 포도 과수원을 중심으로 야채나 벼농사를 짓거나 목장과 온천을 찾는 손님들을 맞이하는 정취 있는 온천 여관을 운영하기도 합니다.

저와 히로시마 대학교 연구팀은 2011년 마을의 협력을 얻어 고령자 24명의 염색체를 조사했습니다. 그리고 '텔로미어'가 일본 평균보

히노하라 의사의 인슐린 · DHEA-S 수치

		수치 (세)	지자체 순위 (조사년도)		비 고
건강 수명	평균수명(남성)	80.88	1위	(2010년)	지자체별 평균수명 전국 평균 남성 79.59세, 여성 86.35세
	평균수명(여성)	87.18	1위	(2010년)	
	연령조정사망률 (남성)	477.3	47위	(2010년)	연령구성을 갖춘 인구10만 명에 대 한 사망자 수. 전국평균 남성 544.3, 여성 274.9
	연령조정사망률 (여성)	248.8	47위	(2010년)	
	암에 의한 연령조정사망률	69.4	47위	(2011년)	75세 미만을 대상으로 연령조사를 실 시. 인구 10만 명에 대한 사망자 수
식사	야채섭취량 (g/日 남성)	379g	1위 (2006~2010년)		5년간의 국민건강, 영양조사 데이터 를 이용하여 지역별로 연령조정. 전국 평균은 남성 301g, 여성 285g
	야채섭취량 (g/日 여성)	353g	1위	상동	
	염분섭취량 (g/日 남성)	12.5g	6위	상동	상동. 전국 평균은 남성11.8g, 여성10.1g
	염분섭취량 (g/日 여성)	10.7g	8위	상동	
생활 습관	비만자 비율(남성)	25.7%	40위	상동	상동. 전국 평균은 31.1%
	흡연자(남성)	33.3%	44위	상동	상동. 전국 평균은 37.2%
	음주자(남성)	36.5%	19위	상동	상동. 전국 평균은 35.9%
	1인당 노인의료비	77만 560엔	44위	(2010년)	전국 평균은 90만 4759엔
보람	고령자 취업률	29.9%	1위	(2005년)	전국 평균은 21.1%
	주민회관 수	1236개	1위	(2011년)	전국 주민회관 수는 1만 4681개

참조 : 후생노동성, 국립 암연구센터, 총무성통계국, 나가노 현, 문부과학성발표 데이터

다 길다는 결과를 얻었습니다.

앞에서 말씀드린 바와 같이 '텔로미어'는 염색체 말단에 있는 캡 같은 부분으로, '텔로미어'가 길면 장수하는 것으로 알려져 있습니다. 다카야마무라의 자연환경과 그곳에 사는 사람들의 생활습관에는 '텔로미어'의 감소를 늦추고, 수명을 연장시키는 비결이 반드시 있습니다. 그것을 8가지로 정리해보았습니다. 상당 부분이 나가노 현 전 지역과 공통됩니다.

| 운동 |

① 경사지에서의 농사가 운동이 된다

다카야마무라의 가장 낮은 평지는 고도 350m이고, 정상은 1500m입니다. 오르막과 내리막이 반복되는 길을 거쳐서 과수원이나 밭에 나가는 것만으로도 상당한 운동이 됩니다. 농사를 지을 때 엉거주춤한 자세를 하거나, 앉거나 하면서 하반신을 단련하게 됩니다. 나가노 현에서는 전업 농가뿐 아니라 많은 가정에 텃밭이 있고 그 대부분이 경사면에 위치해 있습니다. 힘든 지리적 조건이 자연스럽게 운동을 유도하는 것입니다. 운동은 신진대사를 촉진하는 성장호르몬과 장수유전자인 AMPK를 활성화합니다. 평소 계단을 이용하고 산책이나 걷기 운동을 할 때는 비탈길이 있는 코스를 선택해봅시다.

② 높은 고도에서 세포가 활성화

나가노 현은 평균 고도가 일본에서 가장 높은 지역입니다. 일본 농지의 90% 이상이 고도 300m 이하에 있는 것에 비해, 나가노 현에서는 대부분이 300m 이상에 있습니다.

고도가 높으면 기압이 떨어져서 폐 에서 혈액에 산소를 보내주는 '산소분압'이 저하되어, 혈액 중 산소농도가 감소됩니다. 이 때문에 산소와 영양으로부터 에너지를 생산하는 세포 내 미토콘드리아의 활성도가 높아집니다. 이것은 운동선수가 하는 고지대 훈련의 원리이기도 합니다. 혈액 순환이 좋아져 말단까지 혈관이 확장되므로, 동맥경화 예방에도 좋습니다. 세포에 악영향을 끼치는 활성산소 제거능력도 높입니다.

도심부의 고층빌딩이나 고층아파트 생활에서도 그 효과를 기대할 수 있습니다.

| 식생활 |

③ 야채를 충분히 섭취하여 비만 방지하기

다카야마무라의 밥상을 보면 본인이 재배해 갓 딴 야채를 그대로 살린 소박한 요리가 많습니다. 감자나 고구마, 곡류, 콩류도 풍부합니다. 나가노 현 주민은 1인당 야채 섭취량이 많은데 이것 역시 남녀 모두 일본 1위입니다. 버섯 생산량과 소비량도 높습니다.

나가노 현 남성은 비만율이 전국 40위로 대단히 낮습니다. 이것은 야채나 버섯 덕분이라고 유추됩니다. 둘 다 식물섬유가 풍부해서, 당분 흡수를 늦추기 때문에 혈당치가 안정되어 내장지방이 쌓이기 어렵습니다. 씹히는 맛이 있는 야채요리는 먹는데 시간이 걸리기 때문에 비만방지 효과도 큽니다.

④ 지역 특산품인 사과와 포도가 장수유전자를 일깨운다

나가노 현의 사과 생산량은 아오모리현에 이어 2위입니다. 포도는 야마나시현에 이어 2위입니다.

사과 껍질에는 프로시아니딘이라는 피토케미컬이 풍부하고, 항산화, 콜레스테롤 감소, 알레르기 증상의 원인인 히스타민 억제 등에 좋습니다. 다카야마무라에서 텔로미어가 가장 길었던 여성은 사과 농사를 지었으며, 매일 사과 1~2개를 껍질째 먹었습니다.

한편 포도 껍질에 든 레스베라트롤은 장수유전자(시르투인 유전자)을 활성화하고 텔로미어를 보호하는 효소인 텔로미아제를 만들어냅니다. 섭취하기 쉬운 것은 레드 와인이지만 최근 껍질까지 먹을 수 있는 포도 '나가노 퍼플'이 등장했습니다. 부디 먹어보시기 바랍니다.

⑤ 기후의 큰 기온차로 채소 영양가가 상승

다카야마무라를 비롯하여 치노시, 사쿠시 등 산기슭 지역은 밤낮의 온도 차이가 큰 것이 특징입니다. 이러한 거친 환경에서 재배된 식물은 항산화력이나 면역력, 살균력을 향상시키는 미량 영양소인 피토케미칼 함유량이 높습니다. 야채나 과일을 구입할 때는 산지를 확인하는 것도 추천합니다.

⑥ 편의점이 적다

다카야마무라에는 편의점이 산자락에 하나밖에 없습니다. 나가노현 전체에서도 적다는 인상을 받습니다. 야채나 곡물의 자급률이 높은 지역에서는 편의점에 대한 수요가 별로 없을 것입니다.

편의점에서 판매되는 식품은 재료의 본래 모습이 보이지 않는 가공 식품이 대부분입니다. 식품첨가물의 장기적·복합적 섭취는 건강에 불안요소가 됩니다. 식품 중 적어도 절반 정도는 재료 본연의 맛을 느낄 수 있는 것이나 발효식품이어야 합니다.

| 삶의 보람 |
⑦ 고령자가 일할 수 있는 환경

나가노 현의 농가 수는 11만 7361호(2010년)로 일본에서 가장 많습니다. 농업은 정년이 없어 건강하다면 계속 일할 수 있습니다. 농업 일을 이어가며 자신이 주변 사람에게 도움이 되거나 필요한 사람이라고 느끼는 것이 마음의 안티에이징에 큰 효과를 가져옵니다. 자연과 공생하면서 삶을 영위해가는 것 역시 감성을 풍부하게 해줍니다.

⑧ 풍부한 커뮤니티

나가노 현은 독거노인 비율이 낮고, 3세대가 동거하는 가정도 드물지 않습니다. 가족이 서로 도와주면서 살아가는 형태가 뿌리내려 있습니다. 또한 주민센터가 일본에서 제일 많고, 인구 10만 명당 미술관과 박물관이 일본 2위(2011년 사회교육조사)라는 점도 주목할 만합니다. 지역 커뮤니티나 행사가 활발하여 생활에 자극이 되고 뇌세포를 오래 젊은 상태로 유지할 수 있습니다.

예방의학 확립에 최선을 다한 의사와 보건보조원

나가노 현은 옛날부터 장수를 자랑했던 지역은 아니었습니다. 1960~1970년대의 평균 수명은 남성 9위, 여성 26위로 중간이었으며, 오히려 뇌졸중 사망률이 전국 3위라는 고민을 안고 있을 정도였습니다. 당시 나가노 현에서 전체적인 개선이 이루어졌는데 그 배경에는 한 선구적인 의사가 있습니다.

1945년 사쿠병원(현 사쿠종합병원)에 부임된 와카쓰키 슌이치 선생님입니다. 일본 전체가 가난하고 감염병이나 기생충, 영양실조 등에 시달렸던 시절로 당시엔 충분한 치료를 할 수가 없었습니다. 선생님은 "환자를 줄이자"고 농촌의 구석구석까지 출장 진료를 하며, 영양지도나 생활용수의 위생관리, 거주환경의 개선부터 몸에 부담이 되는 농사법 개량까지 농민 입장에 서서 애썼습니다. 발병하고 나서 치료하는 '치료의학'에서, 생활개선으로 질병을 막는 '예방의학'으로의 대전환이었습니다.

　선생님은 농촌의료의 확립자로서, 1976년에는 아시아의 노벨상이라고 불리는 '막사이사이상'을 수상했습니다. 당시 사람들에게서 "건강은 자기자신이 지킨다"라는 의식이 생긴 것은 획기적인 일이었습니다.

　나가노 현의 예방의학을 지탱하는 또 하나의 기둥은 '보건보조원제도'입니다. 이것은 보건활동에 종사하는 주민의 자주 조직으로, 역시 종전 직후 의사가 없는 지역에서 계몽 활동을 하는 보건간호사를 지역 주부들이 도운 것이 시작이라고 합니다.

　1975년에는 나가노 현 대부분의 지자체에서 조직되어, 2013년 7월 현재 1만 957명이 활동하고 있습니다. 임기가 1~2년인 순환제이므로, 주민의 약 15%가 경험자라는 계산입니다. 전문가에게 연수를 받은 뒤, 스터디나 건강강좌 개최, 건강검진 진료촉진, 건강식 메뉴 개발, 고령자 지원 등의 활동으로 말 그대로 건강장수를 떠받치는 '지역사회의 재산'입니다.

　활동의 구체적인 성과로서 철저한 '저염관리'를 들 수 있습니다. 예전에는 야채 절임이나 보존식품에 염분이 많이 사용되어, 1980년에는 주부 1명이 하루에 15.9g을 섭취했지만 현재는 약 11g정도로 개선되었습니다. 흡연율도 점점 떨어지고 있습니다. 더욱이 예방의학의 승리로 자부할 만한 것은 국립 암센터가 없음에도 불구하고 암으로 인한 사망률이 일본에서 제일 낮은 것입니다. 생활습관 개선으로 암 발병을 억제할 수 있다면 첨단의료도 필요 없을 겁니다.

이렇게 살펴보면, 나가노 현 주민의 건강과 장수는 단순한 자연 환경 덕분이 아니라 지역 커뮤니티의 지속적인 노력에 근거가 있다는 것을 알 수 있습니다. 주민들이 서로 도와서 보건활동을 진행하면서 건강의식이 높아지고, 실행력과 지속력을 유지할 수 있었던 좋은 본보기입니다. 우리도 할 수 있는 일부터 하나씩 실천하고 활용해갑시다.

부부관계가
수명에 미치는
영향

이혼의 영향을 받는 남편과 동요하지 않는 부인

인생의 최대 이벤트는 결혼입니다. 굴곡 많은 삶이 사람의 수명과 관계가 없다고는 생각할 수 없습니다. 결혼생활이 건강과 수명에 긍정적인 영향을 미칠지 아니면 부정적인 영향을 미칠지는 안티에이징 의료에 종사하는 한 사람으로서 크게 관심을 갖는 부분입니다.

우선 미국 캘리포니아 대학교 하워드 S 프리드먼 교수와 라쉐라 대학교 레스리 R 마틴 교수의 연구를 살펴봅시다. 1921년 당시 10세 전후였던 우수한 아동 1500명의 생애를 추적한 획기적 조사를 바탕으로 가족구성, 학력, 일, 취미, 식사, 건강, 성격 등 모든 정보를 모아, 장수와의 인과관계를 분석했습니다.

결혼과 장수의 관계에 대한 연구에서는, 40세 시점에서 동일 배우자와 결혼생활을 하고 있는 '견실그룹', 이혼하고 재혼한 '재혼그룹', 이혼하고 그대로인 '이혼그룹', 한 번도 결혼하지 않은 '독신그룹'의 네 그룹으로 분류하고, 그 후 생활을 비교했습니다.

그 결과 '결혼은 남성 장수에는 공헌하지만, 여성 수명에는 그다지 영향을 주지 않는다.'라는 사실이 밝혀졌습니다. 남성은 견실그룹이 가장 장수하고, 70세 이상까지 살 확률이 매우 높았지만, 최하위 이혼그룹이 되면 70세까지 살 수 있는 사람은 이혼 그룹 전체의 3분의 1 이하로 급격하게 떨어집니다. 2위는 독신그룹, 3위가 재혼그룹이었습니다.

여성도 가장 오래 사는 쪽은 견실 그룹이지만 이혼그룹 수명이 남성처럼 짧아지지는 않았습니다. 동률 1위라고 해도 무방할 정도입니다. 그리고 독신 그룹이 3위, 재혼 그룹이 4위를 잇는데 그 차이는 근소했습니다.

이혼 남성의 수명이 짧아지는 경향은 뚜렷합니다. 국립사회보장, 인구문제연구소가 산출한 1995년 40대 시점의 평균 여명은 남성이 혼 그룹 28.72세로, 배우자가 있는 그룹 39.06세와 10살 이상의 차이가 있습니다. 역시 이혼 남성은 70세까지 살 확률이 낮은 듯 보입니다. 그러나 여성의 평균여명은 이혼그룹 40.49세, 배우자가 있는 그룹 45.28세로 둘 모두 80세를 넘습니다. 평균수명의 남녀 차가 6세인 것을 감안하여도 여성의 "장수력長壽力"이 두드러집니다.

수명만 생각한다면 여성은 뜻이 맞지 않는 결혼이라면 빨리 정리해도 좋고, 재혼해도 괜찮습니다. 일생 독신으로 사는 것 또한 나쁘지 않습니다. 남성은 행복한 결혼생활을 지속하는 것이 가장 좋으며, 이혼 위험성이 높을 것 같은 여성과 결혼하는 것보다 독신을 고수하는 편이 나을 듯합니다.

남편이 불만투성이라면 아내의 수명이 짧아집니다.

다음 페이지 표는 심리학 교과서에 반드시 실려 있는 유명한 〈스트레스 지수〉입니다.

인생에서 조우하는 주요한 사건이 심신에 미치는 영향을, 배우자와의 사별을 100으로 하고 순위를 정하고 있습니다. 그중에 결혼 수치는 50으로 회사를 그만두게 되는 것 이상으로 중대한 변화입니다. 이혼은 73, 별거는 65인데 형무소에 들어가는 것보다 큰 스트레스가 됩니다.

이혼에 의해 입는 정신적 상처에 있어 남녀 차이가 현저히 크다고는 볼 수 없습니다. 프리드먼 교수의 연구처럼 그 후의 수명이 크게 영향을 받는 최대 원인은 이혼 남성이 자신의 건강관리를 제대로 할 수 없기 때문입니다.

남성의 대부분은 식생활도 체력관리도 결혼 전은 어머니가 결혼 후는 아내에게 전적으로 맡겨, 스스로 의식할 일이 적습니다.

스트레스 지수

사건	생활변화단위
배우자의 사망	100
이혼	73
별거	65
형무소 수감	63
근친자 사망	63
부상 및 질병	53
결혼	50
해고	47
부부 간의 화해조정	45
은퇴, 퇴직	45
가족의 부상 및 질병	44
임신	40
성적인 문제	39
새로운 가족 증가	39
업무 내용 및 환경 변화	39
경제상태의 변화	38
친구의 사망	37
이직	36
배우자와의 다툼	35
채무증가	31
자녀의 독립	29
친척과의 갈등	29
개인적 성공	28
배우자의 취업이나 실직	26

Holmes and Rahe : "The Social Readjustment Rating Scale" 1967

이혼하면 주로 외식이나 편의점 도시락으로, 일에 얽매여 운동도 못하고, 건강검진도 빠뜨립니다. 그렇다면 생활습관병에 노출되는 것이 당연합니다. 그것에 비해서 독신그룹 남성은 자기 스스로 관리하는 경향이 있어, 주어진 수명을 건강하게 잘 유지합니다. 한편 여성은 결혼 여부에 관계없이 건강관리가 가능합니다.

그렇다면 견실그룹이라면 장수가 확실한가 하면 그렇지도 않습니다. 방심은 금물입니다. 미시건 대학 로이스 바브룩 박사팀의 조사에 의하면 불행한 결혼생활을 하고 있는 사람은 행복한 결혼생활을 보내는 사람보다 약 35%나 병에 걸리기 쉽고, 수명도 4년이나 줄어든다고 합니다.

프리드먼 교수의 장수에 관한 연구에서는, 결혼에 대한 만족도가 노년기 건강상태에 미치는 영향을 조사하고 있습니다. 남편 만족도, 아내 만족도, 부부 만족도 수치를 비교해보면 건강 노후의 키를 쥐는 것은 실은 남편 만족도임을 알 수 있습니다. 불만투성이인 남편에게 잔소리를 듣는 아내는 아내에게 불평을 듣는 남편보다 심신의 불균형으로 훨씬 더 고생한다는 것입니다.

중장년 건강지표의 하나로 부신에서 분비되는 호르몬 DHEA-S 혈중농도가 있습니다. 체내에서 여성호르몬 에스트로겐이나 남성호르몬 테스토스테론으로 변화되어 몸의 대사를 조정하는 기능이 있는 물질로, 히노하라 시게아키 선생님처럼 장수하신 분들은 수치가 매우 높습니다.

하지만 강한 스트레스에 노출된다면 부신은 거기에 대항해서 항 스트레스 호르몬(아드레날린, 코르티솔) 분비가 느는 반면 DHEA-S 는 감소하고 맙니다. 특히 폐경 후 난소에서 에스트로겐 분비가 멈춘 여성은 DHEA-S에 의존합니다. 여성에게 있어 스트레스는 큰 적입니다. 남편의 만족도를 높이는 노력이 결과적으로 자신의 건강을 지키는 것으로 이어진다고 말할 수 있을 것 같습니다.

2명의 대화를 재조명해 충돌 잘 피하기

만약 당신이 남편에게 불만을 가졌다고 해도 이혼까지 생각하지 않는다면, 조금이라도 부부 간 스트레스를 줄이는 방법을 생각해봅시다.

워싱턴 대학 심리학부 존 M 코트맨 명예교수는 35년간 3000쌍이 넘는 커플을 관찰해 온 결과, 2명의 대화를 15분간만 들으면 4년 이내 이혼할지 여부를 85% 확률로 예상할 수 있다고 말합니다. 교수가 말하는 결별하는 커플들의 특징은 다음과 같습니다.

① 상대의 눈을 보면서 말하지 않는다

이것은 대화 내용과 상관없이 볼 수 있는 행동입니다.

② 대화의 흐름이 비판 ⋯→ 공방전 ⋯→ 무시로 이어진다

비판은 불만과는 다릅니다. 예를 들면 "쓰레기 버리는 걸 잊었죠? 그러면 곤란해요"라고 행동을 지적하면 불만입니다. 한편 비판은 "또 쓰레기 버리는 것 잊었지요? 주의력이 너무 없어."라고 상대의 성격을 부정적으로 평가합니다.

그렇게 되면 남편은 변명이나 반론을 하게 되고 그러면서 서로가 상대 결점을 비판하는 공방전으로 이어지기 쉽습니다. 이윽고 쓰레기 문제는 잊혀지고, 말싸움에서 이기기 위해서 도를 넘어 "그런 바보 같은 말을 하는 건 너밖에 없어" 등 무시나 모멸적인 말들을 내뱉게 됩니다.

③ 회복하려는 시도를 하지 않는다

많은 부분들이 대화가 험악해질 때, 농담을 넣어 분위기를 가라앉히거나 "말이 너무 지나쳤다" 등 한마디 사과하고 마무리하려는 노력이 없습니다. 혹은 노력이 성과를 가져오지 않으면 이혼 위기는 코앞입니다.

당신도 마음에 걸리는 일이 있습니까? 이런 패턴의 대화로 배우자를 짜증나게 하면 말싸움에 이겨도, 당신의 수명은 줄어들고 맙니다. 설령 말이 심해져도 쥐 잡듯이 추궁하지 말고, 웃는 얼굴이나 유머를 나눌 수 있는 여유를 가지는 것이 중요합니다. 상대의 싫은 면엔 눈 감고, 좋은 면을 보도록 합시다. 무언가 도움을 받았다면, 설령 좋은 결과로 이어지거나 수반되지 않았다 해도 감사의 말을 전하도록 합시다. 초심으로 돌아가 배우자를 배려하며 일상의 대화를 즐기도록 합시다.

속궁합·오르가슴 횟수도 수명에 영향을 준다

프리드먼 교수와 마틴 교수는 '섹스와 수명과의 관계'도 연구했습니다. 성생활 항목에서는 '남편과의 속궁합'에 대해서 5단계로 대답을 구했습니다. 완벽하게 맞는다=5, 전혀 맞지 않는다=1로 계산했으며 평균은 3.5로 나타났습니다. 건강장수를 실현한 여성은 대체로 고득점인 경향을 보였습니다.

게다가 '오르가슴을 느끼는 횟수'에서는 한 번도 경험한 적이 없는 여성=1, 항상 오르가슴을 느끼는 여성=5로 대답을 구했습니다. 평균은 2.8이었고 더 분석하면 '오르가슴을 느끼는 빈도가 높은 여성일수록 오래 산다'라는 결론이 나왔습니다.

그 요인으로 생각할 수 있는 하나로, 뇌하수체에서 분비되는 호르몬 옥시토신이 있습니다. 원래는 출산 시에 자궁을 수축시켜, 모유 분비를 촉진시키는 물질로 알려져 있습니다. 산모 뿐 아니라 모든 사람들의 뇌에서 만들어져 사랑스러움이나 신뢰감을 키우는 기능을 합니다. 손잡기, 팔짱끼기, 마사지하기 등 일상의 접촉으로도 분비되어지고, 여성이 오르가슴을 느끼는 순간에 혈중농도가 급격히 높아집니다.

옥시토신에는 심장이나 폐동맥 등에 있는 리셉터(수용체)와 결합하여, 혈관을 확장해 혈압을 내리는 기능이 있습니다. 활성산소에 의한 산화스트레스를 무독화하고, 동맥경화를 막는다는 보고도 있습니다. 그것들이 장수로 이어지는 것이겠지요.

부부 마음을 소통하게 하는 외출과 여행

부부의 커뮤니케이션을 증진시키거나 관계를 회복시키기 위해서, 제가 추천하는 것은 외출이나 여행입니다. 가능한한 많은 기회를 만들어 산책이든 영화든 저녁 장보기든 둘이서 밖에 나갑시다. 공통의 취미가 생기거나 대화의 폭이 훨씬 넓어집니다.

집에만 있으면 추리닝 차림에 화장기도 없어 서로를 이성으로 느낄 수 없게 됩니다. 외출해서 타인의 시선을 의식한다면 자연스럽게 '남과 여'로 돌아옵니다.

조금 꾸며, 배우자를 '관객'이라고 여기는 것도 효과적입니다. 관객 앞에서 아름답고 싶다는 생각만으로 안티에이징 효과가 있습니다.

또, 저녁 장보기에 남편을 데리고 가는 것은 식생활에 대한 의식을 개선하기 위해서도 효과적입니다. 어떤 식재료가 어느 정도 수고를 거쳐 식탁에 차려지는 것인지, 영양 밸런스는 어떻게 되어 있는지 보고 실감하는 것이 첫걸음입니다. 언젠가 요리에도 도전시켜 봅시다.

여행은 계획부터 둘이서 세웁시다. 자료 모으기, 코스 사전조사, 지역문화 정보수집, 교통기관이나 숙박시설 알아보기 등 꼭 함께 이야기하고 지혜를 나눠주십시오. 이 작업은 뇌 훈련이 되기 때문에, 제가 치매 예방 프로그램으로 추천하고 있을 정도입니다.

일상을 떠나 만나는 풍경이나 그 지역 사람들과의 교류는, 두 사람에게 여러 가지 감동을 가져다 줄 것입니다. 여행지에서는 맛있는 음식도 즐깁시다. 슈퍼 등에서는 손에 넣을 수 없는 진귀한 식재료를 얻는 것으로, 평소에 한쪽으로 치우치기 쉬운 영양 균형에도 좋은 영향을 기대할 수 있습니다.

외출이나 여행에서 자주 '걷기'는 전신 및 뇌 노화방지에 최적입니다. 혈액순환이 촉진되어 세포의 신진대사를 높이는 성장 호르몬도 듬뿍 분비되어지는 것입니다.

반대로 매일 6시간 이상 줄곧 앉아 TV를 지속적으로 본 사람은 전혀 보지 않은 사람과 비교해서 통산 4년 10개월이나 수명이 짧아 졌다라는 논문이 〈프리티슈 저널 오브 스포츠 메디슨〉지에 게재되어 있었습니다. TV를 보는 시간이 매일 1시간씩 늘 때마다 22분이나 수명이 짧아지는 셈입니다. 당뇨병과 라이프 스타일의 관계를 고찰하는 오스트레일리아 퀸즐랜드 대학교 연구에서, 25세 이상 남녀 약 11,000명을 대상으로 실시한 실험이었습니다. 매일 TV에 딱 붙어 간식을 들고 있는 것은 건강에도 최악이고, 감정도 메말라 매너리즘에 빠지고 맙니다.

부부가 함께 건강하기 위해서 중요한 것은, 서로가 서로에게 있어 늘 자극적인 존재로 있어주는 것입니다. 100세까지 함께 외출하고, 견문을 넓히고, 많이 걷고, 서로 이야기하여 사랑과 신뢰를 키워주십시다.

인생의 마지막을 맞는 방법을 생각한다

마지막 날까지 인간답게 살기 위해

100세까지 인생을 활기차게 즐겼으면 하는 마음을 담아 여기까지 이야기를 해왔습니다. 심신이 모두 건강하고 그럴 듯한 일생을 보내기 위해서는 목표를 확실히 해놓는 것도 중요합니다. 부모나 배우자 등 매우 소중한 사람을 간호할 때도, 마음의 준비가 되지 않은 채로는 후회를 남기게 됩니다.

그래서 임종기를 맞이하는 방법에 대해서 생각해보고 싶습니다. 제가 있었던 고령자 의료나 임종기 의료 현장에서의 경험도 감안하면서 이야기를 진행하고자 합니다.

저는 치바현에 있는 간호요양형 의료시설에서 비상근직으로 6년 정도 근무한 적이 있습니다. 소위 노인병원으로 때때로 길가에 쓰러진 고령자가 구급차로 실려 왔습니다. 의식이 돌아오지 않는 혹은 치매에 걸려 신원을 알 수 없는 경우는 실려온 지명을 따서 예를 들면 '강남 철수' 씨라고 이름을 붙여 진료카드에 기입합니다. 신원 인수인은 지역의 경찰서입니다.

이러한 환자가 몸져눕고, 입으로 음식을 먹지 못 하게 되면, 본인 의사나 가족의 의향을 확인할 수 없습니다. 병원 스텝은 링겔, '경피적내시경위루PEG'의 경우에는 인공호흡기 장착 등의 연명 장치를 이용해 치료합니다. 경피적내시경위루는 복부에 구멍을 내어, 튜브로 직접 영양제를 위 속으로 넣는 영양섭취법입니다. 10분 정도 걸리는 간단한 수술로 할 수 있으며 튜브도 탈부착이 가능하고 편리하기에, 일본에서는 25만 명 이상이 이용하고 있다고 알려진 방법입니다. 그러나 몸져누운 채로 살아가는 상태가 본인에게 정말로 바람직한 것일까 라는 의문을 느낍니다.

'강남 철수' 씨가 병원에 오기 전까지 어떤 인생을 걸어왔을까, 의사나 간호사가 알 방법은 없습니다. 그러나 그 분의 인생 마지막 장을 지켜보는 역할을 맡았기에, 시종일관 사무적인 처리는 그만두고, 하루에 30분이라도 시간을 만들어 웃는 얼굴로 말을 걸고 손을 잡고 등을 쓸어 줍시다. 저도 당직일 경우에는 환자 마음이 편안해지도록, 오랫동안 열심히 해오던 플루트 연주를 하기도 했습니다.

인간 대 인간으로서 마주하다 보면 의료진은 의미가 없는 연명치료는 피하고자 하는 마음이 듭니다. 인간다운 임종과 존엄이란 무엇인가를 생각하게 하는 귀중한 체험이었습니다.

인간다움을 소중히 하는 엔딩의 모습

노령기에 이르렀을 때 생활의 질을 계속 유지하기 위해서는 ① 자기 발로 걸을 수 있다 ② 자기 스스로 씹어 식사할 수 있다 ③ 자기 머리로 생각하여 판단할 수 있다라는 3가지가 필요조건입니다. 그리고 노령기에 ①이든 ②든 한 기능을 잃으면 남은 2가지도 급속하게 쇠퇴해버리는 것이 태반입니다.

예를 들면 몸져눕는 가장 큰 요인인 골다공증에 의한 골절이나 치매는, 그 자체가 직접사인이 되는 질환은 아닙니다. 침대에서 일어날 수 없게 되어도, 간병을 다하면 10년, 20년 연명할 수 있습니다. 그렇기에 '죽을 수 없는 병'이라 해도 무방할 것입니다.

의학의 진보에 의해 ①~③ 필요조건이 갖춰지지 않았음에도 죽을 수 없는 병은 이 외에도 점점 늘고 있습니다. 이런 질병에 대해선 경피적내시경위루를 결정할 때는 신중했으면 합니다.

만약 급성질환에 의한 일회성 연하장애(삼키는 장애)로, 재활치료를 하여 먹는 기능을 다시 되찾을 수 있다면 경피적내시경위루는 영양보급을 위해 유효할 것입니다. 그러나 전신 기능이 쇠퇴하여 오연성폐렴 예방을 이유로 경피적내시경위루를 한다면 먹는 능력과 함께 살 의욕도 없어지기 쉽습니다. 유감스럽게 저는 이 상태에서 예전의 건강을 되찾은 환자를 본 적이 없습니다.

의학의 힘으로 '수명'은 연장시킬 수 있게 되었지만 질을 떨어뜨리지 않으면서 '인생'을 연장하는 것은 여전히 지극히 어렵습니다. 가족을 간호할 때는 주치의와 충분히 이야기하고, 현실을 냉정히 받아들여, 본인의 죽음과 삶에 대한 가치관이 최대한 맞는 종말기 의료를 선택합시다.

그리고 자기 자신이 어떤 최후를 맞이하고 싶은지, 연명치료는 어디까지 희망하는지, 날짜를 기입하여 서면으로 주위 사람에게 전달합시다. 엔딩노트를 준비하는 것은 당신을 간호해주는 사람들에 대한 배려라고 생각합니다.

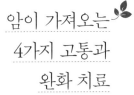

암이 가져오는
4가지 고통과
완화 치료

종말기 의료는 크게 나누어 2가지가 있습니다. 하나는 이미 소개한 것처럼 노령기에 존엄하게 천수를 누리도록 돕는 '간병의료'입니다. 입원시설이 있는 병원 외에도 재택요양지원진단소, 방문간호서비스센터에 의뢰해서 자택이나 간호시설에서 마지막을 보내는 경우가 있습니다.

다른 한 가지는 암 등 생명을 위협하는 병에 걸린 환자를 대상으로 한 '완화케어의료'입니다. 동통(疼痛 몸이 쑤시고 아픔)이나 호흡곤란 등 육체적인 고통에 대한 적절한 조치는 물론, 인생이 도중에 중단됨으로써 환자가 안는 모든 상처를 완화시키는 것을 지향하고 있습니다.

말기암 의료에 있어 완화케어는, 호스피스(완화케어병동)로 이루어지는 경우가 많습니다. 호스피스팀에 의한 진료는 선고를 받은 환자의 쇼크에 대한 반응으로 시작해, 항암제나 방사선치료의 부작용 완화, 수술 후 통증 진정, 가족 지원 등 초기 단계부터 주치의와 연계하여 투병을 돕습니다.

영국 '호스피스운동'의 선구자로, 1967년에 센트 크리스토퍼 병원에 호스피스 병동을 개설한 시실리 손더스 박사는 암 고통에는 다음 4가지가 있다고 했습니다.

① **신체적인 고통**　병에 의한 동통, 답답함, 권태감, 구토 등

② **정신적인 고통**　불안이나 우울증, 분노, 두려움, 고독감 등. 암이라는 현실을 받아들여 투병생활을 진행하는 과정에서 여러 가지 갈등과 가족이 느끼는 마음의 아픔도 포함됩니다.

③ **경제적인 고통**　의료비와 함께 부수적인 비용, 일본에 있어 암 치료에는 국민건강의료보험제가 적용되는 치료와 고액의 자기 부담이 필요한 선진의료 등이 있어, 경우에 따라 상당한 비용이 듭니다.

④ **영적인 고통**　영어에서는 Spiritual Pain으로, ②보다도 심각합니다. 자아정체성을 흔드는 영혼의 고통입니다. 남은 생명을 받아들인 환자 중에서는 지금까지 살아온 인생에서 의미를 찾아낼 수 없게 된 경우도 있습니다. 또한 가족이나 친한 사람과의 관계를 근본부터 되묻고 깊은 고민에 직면하는 경우도 있습니다.

현재 일본 의료제도에서 충분한 지원이 이루어지는 것은, 유감스

럽지만 ①번뿐입니다. 암에 의한 염증성 통증에는 비스테로이드성 항염증제(NSAIDs), 암이 체조직을 압박하는 강한 통증에는 뇌로 통증을 전달하는 신경조직에 작용하는 모르핀 등 의료용 마약(오피오이드계 진통제)이 주로 사용됩니다. 의료용 마약은 종류가 다양하고, 효과적인 처방과 안전성이 확립되어 있습니다.

②는 암 거점병원을 중심으로 정신종양의*나 임상심리사 등이 심리 케어를 담당하고 있습니다만, 아직 인원이 부족합니다. 환자나 그 가족끼리 서로 돕는 환자가족모임 등이 역할을 보완하고 있습니다.

③에 대해서는 고액의료비제도에 의한 지급 등 극히 한정적인 지원이 이루어질 뿐으로 그 외에는 개인에게 맡기고 있습니다.

④는 선각적인 호스피스로 음악요법이나 경청봉사** 등의 시도가 이루어진 지 얼마 안 됩니다.

저도 2013년 5월 말기암 환자 영혼의 안식을 주제로 한 음악 이벤트 〈천상의 음악〉에 강연자 및 플루트 연주자로 참가했습니다. 연주는 하프, 색소폰, 피아노, 소프라노 가수와의 협연이었습니다. 목사 중에 '채플린'이라 불리는 정신 케어 전문가의 토크 프로도 있어

---

* 암 환자와 가족에게 적절한 마음 치료를 제공하고 생활의 질(QOL) 향상을 도모하는 전문의. 주로 정신과의사나 심료내과의에 종사한다. 정신종양의학은 '사이코 온콜러지'라고도 불린다.
** 환자가 자신의 기억이나 인생 경험을 봉사자에게 이야기하여, 기분을 새롭게 하는 시도다. 자신이 주위 사람의 마음속에서 계속해서 살아 있다는 생각에 안도감을 느낄 수 있다.

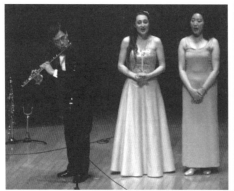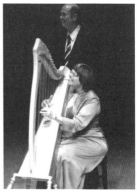

2013년 5월 말기암 환자 영혼의 안식을 주제로 한 음악 이벤트 〈천상의 음악〉에 강연자 및 플루트 연주자로 참가한 저자.

의미 깊은 무대였다고 생각합니다.

　미국에서는 음악요법 중에서도 〈하프테라피〉가 한창입니다. 하프 테라피스트 린다 힐 피닉스 씨에 의하면 하프는 음역이 넓은 악기로 환자 한 사람 한 사람의 소리 톤에 맞출 수 있는 것이 이점이며, 표정이나 호흡 등의 반응을 읽어내면서 대화를 하듯이 즉흥으로 연주한다고 합니다.

　음악에 한정되지 않고 전문가의 상담이나 봉사자들과의 대화, 아로마테라피, 애니멀테라피, 마사지 등 마음에 와닿는 요법이 다양하게 있습니다.

　환자가 '자신을 이해해주고, 지켜봐주는 사람이 있다.'고 느끼는 것은 영혼의 고비를 넘기는 계기가 됩니다. 또한 희망과 용기를 굳건하게 가지게 되기도 합니다. 가능한한 빨리 정신의학적인 처방이 확립되어, 누구든지 쉽게 누릴 수 있게 되기를 바라지 않을 수 없습니다.

100세까지 알차게 살 수 있는 나만의 콘텐츠를 만들자

여성 평균수명이 60세를 넘긴 것은 1950년의 일입니다. 70세를 넘긴 것은 1960년, 80세를 넘긴 것은 1984년입니다. 2012년에는 86.41세가 되었습니다. 하지만 반세기 전까지는 정년 후 남은 여생을 어떻게 살지 생각할 겨를이 없었습니다.

현재는 60세가 정년으로 여성이 평균수명을 맞이할 때까지 25년 이상 긴 시간이 남아 있습니다. 건강장수 100세를 목표로 한다면 환갑을 맞고서도 40년이나 남습니다. 새로운 목표를 정하고 자기 나름의 '콘텐츠'를 준비해서 인생을 풍요롭게 하는 것이 이제 필수인 시대입니다.

일본에는 전통적으로 고희, 희수, 산수, 미수, 구순, 백수 등 고령자를 공경하고 경축하는 풍습이 있습니다. 그 현대판이라 할 수 있는 '건수식(健壽式), 즉 건강장수식'이, 사이타마현 야시오시 주최로 매년 열리고 있습니다. 대상은 60, 70, 80, 90, 100세를 맞는 분들입니다. 강연회나 게임 등의 여흥과, 건강에 좋은 특제 도시락이 준비되어 있고, 희망하면 가족도 동석할 수 있습니다.

나는 건수식처럼 본인이 건강하게 참가할 수 있는 축하의 장이 더욱 활성화되면 좋겠다고 생각합니다. 천수를 누릴 때까지 희망과 감사를 가지고 하루하루를 보냅시다. 주위 사람들도 함께 기뻐하고 응원해줄 것입니다.
최고의 엔딩은 후회를 남기지 않고, 인생에서 빛나는 퇴장을 하는 것이겠지요. 그날까지 끊임없이 웃는 얼굴로 건강하면서 알찬 나날을 보냅시다.

죽을 때까지 건강하게 사는 법

초판 발행 2019년 3월 15일

지은이 시라사와 다쿠지
옮긴이 최현주

펴낸곳 알파미디어
펴낸이 정광성

신고번호 제 2018-000063호
주소 서울시 강동구 천호대로 1078, 2층 208호
전화 02-487-2041
팩스 02-488-2040

ISBN 979-11-963968-1-7   13510